DR. MED. RAMON MARTINEZ

BLUT HOCHDRUCK SELBST SENKEN

DAS ERFOLGREICHE 8-SCHRITTE-PROGRAMM

ALLES, WAS SIE WISSEN MÜSSEN

humboldt

INHALT

VORWORT

Liebe Leserin, lieber Leser,

im Unterschied zu vielen anderen Krankheiten hat der Bluthochdruck die heimtückische Eigenschaft, wenig, oft sogar keine Beschwerden zu verursachen und trotzdem schwere Folgeschäden herbeizuführen. Es wäre daher verheerend, einen zu hohen Blutdruck auf die leichte Schulter zu nehmen, weil man eventuell, zumindest anfangs, kaum oder gar keine Symptome verspürt. Ein nicht ausreichend behandelter Bluthochdruck schädigt allmählich die Blutgefäße im Körper und ist damit für eine Vielzahl an schweren Folgeerkrankungen verantwortlich. Viele Schlaganfälle, Herzinfarkte, Nierenschäden oder Augenerkrankungen sind Folgen eines hohen Blutdrucks und könnten durch eine Normalisierung des Blutdrucks vermieden werden.

Die gute Nachricht: Die Möglichkeiten, den hohen Blutdruck zu behandeln, sind hervorragend. Wenn Sie unter Bluthochdruck leiden, können Sie ganz wesentlich selbst dazu beitragen, diesen zu senken. Mit relativ einfachen Maßnahmen der Lebensstilanpassung, der Ernährung und vielem mehr können Sie, entweder ganz ohne oder mit weniger Blutdruckmedikamenten, Ihren Blutdruck normalisieren.

Schritt für Schritt erfahren Sie in diesem Buch, wie Sie selbst Ihren Blutdruck senken können.

Schritt für Schritt erfahren Sie in diesem Buch, wie Sie selbst Ihren Blutdruck senken können. Erste Erfolge stellen sich dabei schnell ein, und die Wirkung der Maßnahmen verstärkt sich mit jeder Woche weiter, in der Sie Ihren veränderten Lebensstil beibehalten.

Belohnt werden Sie schließlich mit hinzugewonnenen Lebensjahren bei guter Gesundheit und Leistungsfähigkeit.

Die in diesem Buch vorgestellten Methoden haben das Leben vieler Menschen zum Positiven verändert. Viele meiner Patienten berichten, dass sie sich so fit und leistungsfähig fühlen wie schon lange nicht mehr. Und das gilt für die körperliche wie auch für die geistige Fitness.

Genauso verspüren viele Menschen, die die in diesem Buch beschriebenen Schritte umgesetzt haben, eine große Ausgeglichenheit und Lebensfreude. Das ist nicht verwunderlich, denn die Medizin weiß seit Langem – und die tägliche Arbeit mit Patienten bestätigt es mir täglich aufs Neue –, dass körperliches und seelisches Wohlbefinden Hand in Hand gehen und keines für sich allein überhaupt möglich ist.

Die Wirkung der Maßnahmen verstärkt sich mit jeder Woche, die Sie Ihren veränderten Lebensstil beibehalten.

Die in diesem Buch beschriebenen Maßnahmen sind umfangreich erforscht und in ihrer Wirksamkeit belegt. Teilweise werden zusätzlich Methoden beschrieben, für die es weniger oder keine Studiendaten gibt. Bei diesen Empfehlungen verweise ich auf die fehlende Evidenz, allerdings spricht entweder durch den Wirkmechanismus oder durch meine persönliche Erfahrung mit Patienten in diesen Fällen so viel für die Methoden, dass ich sie Ihnen nicht vorenthalten möchte. Nach meiner Erfahrung möchten Betroffene gerade auch von der persönlichen und langjährigen Erfahrung von Medizinern und Medizinerinnen mit der Behandlung von Bluthochdruckpatienten profitieren, die weit über Studiendaten hinausgeht.

In diesem Buch werden Ihnen die nicht-medikamentösen Maßnahmen zur Blutdrucksenkung Schritt für Schritt so erklärt, dass Sie sie direkt anwenden können. Diese nicht-medikamentösen Maßnahmen stehen nicht in Konkurrenz zu der Behandlung mit Medikamenten, da sich beide Behandlungspfeiler ausgezeichnet ergänzen und häufig auch beide zum Einsatz kommen müssen. Entscheidend ist, dass der Blutdruck die Zielwerte, die in diesem Buch ausführlich erläutert werden, erreicht.

Bei milderen Blutdruckerhöhungen reicht oft eine alleinige nicht-medikamentöse Behandlung. Doch auch in den Fällen, wo zusätzlich Blutdruckmedikamente erforderlich sind, helfen diese Ansätze erheblich, den Bluthochdruck weiter zu senken und Medikamente einzusparen: Die hier beschriebenen nicht-medikamentösen Ansätze gehören zur Basisbehandlung jeder Bluthochdruckerkrankung, egal wie hoch oder niedrig die Werte sind.

Dennoch wird auch der medikamentösen Behandlung ein Kapitel gewidmet, sodass Sie sich ein Bild davon machen können, welche Medikamente wann zum Einsatz kommen und worauf dabei zu achten ist.

Wenn Ihre Blutdruckwerte an der Obergrenze liegen, Sie jedoch noch keine Medikamente nehmen müssen, profitieren Sie deutlich davon, Ihren Blutdruck auf nicht-medikamentösem Weg zu verbessern: Es hat sich gezeigt, dass bei niedrigeren Blutdruckwerte von z. B. 120/80 mmHg das Risiko für Schlaganfälle, Herzinfarkte und andere Erkrankungen signifikant niedriger liegt als bei hoch-normalen Blutdruckwerten von z. B. 135/85 mmHg.

An verschiedenen Stellen erhalten Sie Hinweise auf Literatur und auf Studien, da ich es als selbstverständlich ansehe, Daten überprüfbar zu belegen.

Die Grundlagen, die Sie brauchen, um den Bluthochdruck und seine Behandlung zu verstehen, werden in diesem Buch allgemeinverständlich behandelt. An verschiedenen Stellen erhalten Sie Hinweise auf die entsprechende Literatur und auf Studien, da ich es als selbstverständlich ansehe, Daten überprüfbar zu belegen. Um den Charakter des Buches als Ratgeber zu erhalten, werden dabei die Studien lediglich benannt und auf die komplette Nennung der Literaturstelle verzichtet. Diese lassen sich, wenn Sie spezielles Interesse daran haben, problemlos im Internet auffinden.

Auf Ihrem Weg zu einem neuen Lebensgefühl mit Vitalität, Gesundheit und Wohlbefinden wünsche ich Ihnen viel Freude und Erfolg!

Ihr

Facharzt für Innere Medizin, Kardiologie, interventionelle Kardiologie und Hypertensiologie, Chefarzt am KKRN Katholisches Klinikum Ruhrgebiet Nord GmbH

BEVOR SIE STARTEN

Ein erhöhter Bluthochdruck bildet eines der Hauptrisiken für Schlaganfälle, Herzinfarkte und weitere Herz-Kreislauf-Erkrankungen und fordert in Deutschland jedes Jahr mehr als 400.000 Menschenleben. Viele davon könnten durch eine gute Einstellung des Blutdrucks vermieden werden. Wenn Sie von Bluthochdruck betroffen sind, können Sie selbst ganz wesentlich dazu beitragen, Ihren Blutdruck zu senken. Wie Sie von diesem Buch am meisten profitieren, erfahren Sie auf den folgenden Seiten.

Lassen Sie sich Zeit

Ich empfehle Ihnen, das Buch in der geschriebenen Reihenfolge zu lesen, damit Sie sich zunächst mit den Grundlagen des Bluthochdrucks vertraut machen können. Ab Seite 43 lernen Sie dann die einzelnen Maßnahmen der nicht-medikamentösen Blutdrucksenkung kennen und erfahren, wie Sie das Erlernte anwenden können.

Die Kapitel sind unterschiedlich lang. Das bedeutet aber nicht, dass die kürzeren weniger wichtig wären. Arbeiten Sie jedes für sich aufmerksam durch, damit sich die einzelnen Themen eines Kapitels besser verankern. Lassen Sie sich lieber Zeit, als alles zu schnell und oberflächlich durchzugehen, ohne die Inhalte praktisch umzusetzen.

> Den bestmöglichen Effekt erzielen Sie, indem Sie alle beschriebenen Empfehlungen umsetzen.

Falls Sie ein spezielles Kapitel aus bestimmten Gründen nicht zu absolvieren brauchen, z. B. Schritt 4 zur Gewichtsreduktion (siehe Seite 97) oder Schritt 7 zum Rauchen (siehe Seite 141), profitieren Sie weiterhin von den Maßnahmen, die in den übrigen Kapiteln beschrieben werden, da jede Maßnahme für sich bereits eine Verbesserung des Blutdrucks und der allgemeinen Gesundheit bewirkt. Den bestmöglichen Effekt erzielen Sie natürlich, indem Sie alle beschriebenen Empfehlungen umsetzen.

Gewohnheiten ändern sich nur langsam

Nach der Lektüre haben Sie das Rüstzeug, um Ihren Blutdruck effektiv zu senken und damit belastbarer sowie ausgeglichener länger zu leben. Wichtig ist, dass Sie das Gelernte beibehalten und zu Ihren neuen Lebensgewohnheiten machen. Die Wiederholung von Kapiteln kann Ihnen dabei helfen, die gewonnenen Kenntnisse zu verankern.

Es braucht eine gewisse Zeit, bis sich die neuen Gewohnheiten verfestigt haben, da sich über Jahre und Jahrzehnte gebildete Lebensweisen nur durch regelmäßige Übung über einen gewissen Zeitraum ändern lassen. Die ersten Erfolge stellen sich schnell ein und der Effekt der einzelnen Maßnahmen nimmt über Wochen und sogar Monate noch weiter zu. Während Sie die neu erlernten Lebensstiländerungen fortführen, werden sich auch nach dieser Zeit noch weitere Fortschritte sowohl im Hinblick auf Ihren Blutdruck als auch auf Ihre Lebensqualität einstellen.

Achtung: Für schwangere Patientinnen und Stillende sowie Kinder ist dieser Leitfaden nicht geeignet. Bei ihnen sind andere Behandlungsmethoden anzuwenden. Erst nach der Stillzeit dürfen Patientinnen den 8-Schritte-Plan mitmachen.

IHR 8-SCHRITTE-PLAN

Eine Untersuchung mit 30.000 Teilnehmern (INTERHEART-Studie) kam zu dem Ergebnis, dass 90 % aller Herzinfarkte grundsätzlich vermeidbar sind. Die folgenden Schritte helfen Ihnen, einem Herzinfarkt oder Schlaganfall vorzubeugen, und unterstützen Sie Schritt für Schritt dabei, Ihren Blutdruck zu senken. Die vielfältigen Handlungshilfen beinhalten theoretisches Wissen und praktisch umsetzbare Tipps, die Sie direkt umsetzen können.

Schritt 1 – Was Sie über Bluthochdruck wissen sollten

Was ist Bluthochdruck?

Das Herz funktioniert ähnlich wie ein Blasebalg: Es zieht sich zusammen und pumpt dabei Blut in die Blutgefäße, hier die Arterien. Anschließend erschlafft es wieder, um sich erneut mit Blut aus den Venen zu füllen, das es in der nächsten Phase wieder in die Blutgefäße befördert. Diese Aktionen wiederholen sich jede Minute in Ruhe etwa 60- bis 80-mal.

Beim Zusammenziehen des Herzens wird das Blut mit einem bestimmten Druck in die Blutgefäße befördert. Dies nennt man den systolischen (oberen) Blutdruckwert. Beim Erschlaffen des Herzens sinkt der Blutdruck im Gefäßsystem allmählich ab. Der dabei erreichte Blutdruckwert wird als diastolischer (unterer) Blutdruck gekennzeichnet. Die Skizze des Herzens unten verdeutlicht vereinfacht den Pumpvorgang und die Erschlaffung des Herzens.

Der Abstand zwischen oberem und unterem, also systolischem und diastolischem Blutdruck kann zunehmen, wenn die Blutgefäße im Alter unelastischer, starrer werden, da sich der Druck im Gefäßsystem während der Herzerschlaffung dann schneller abbaut. Auch kann dieser Abstand bei einigen Krankheiten wie einer Schilddrüsenüberfunktion oder einer Schließunfähigkeit (Insuffizienz) der Aortenklappe (einer der vier Herzklappen) oder aus anderen Gründen erhöht sein.

> Nach Definition der Europäischen und der Deutschen Gesellschaft für Kardiologie wird bei Werten von 140/90 mmHg oder mehr von einem Bluthochdruck gesprochen.

Nach Definition der Europäischen und der Deutschen Gesellschaft für Kardiologie (ESC bzw. DGK) wird bei Werten von 140/90 mmHg oder mehr von einem Bluthochdruck gesprochen, und zwar sobald der systolische (obere) Blutdruckwert bei 140 mmHg oder mehr oder der diastolische (untere) Wert bei 90 mmHg oder darüber liegt.

Je höher der Blutdruck, umso größer ist auch das Risiko für Spätkomplikationen wie Schlaganfälle oder Herzinfarkte. Die ESC bzw. DGK haben daher eine Einteilung der Blutdruckwerte in verschiedene Schweregrade vorgenommen (siehe Tabelle). Wenn der obere (systolische) Blutdruck in eine andere Kategorie fällt als der untere (diastolische) Blutdruck, gilt stets die höhere Kategorie. Bei einem Blutdruck von z. B. 135/95 mmHg ist also ein Bluthochdruck Grad 1 festzustellen.

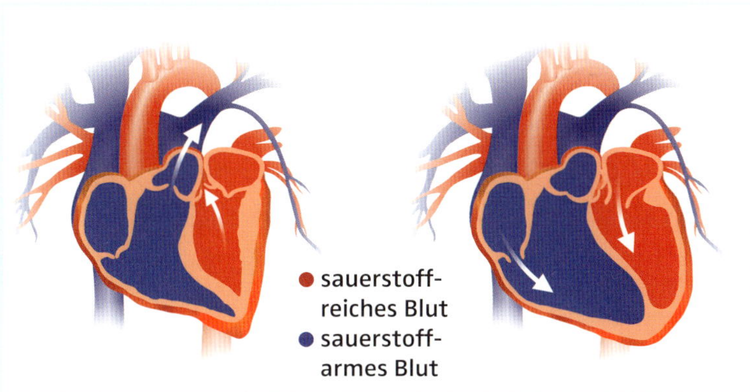

Systole: Das Herz zieht sich zusammen und pumpt Blut in die Arterien mit einem bestimmten Druck, dem oberen (systolischen) Blutdruck.

Diastole: Das Herz entspannt sich wieder und füllt sich dabei mit Blut aus den Venen. In den Arterien sinkt der Blutdruck dabei auf den unteren (diastolischen) Blutdruck.

Die in der folgenden Tabelle (Seite 14) genannten Blutdruckwerte gelten für die Messung in der Arztpraxis. Die selbst bestimmten Werte fallen im Durchschnitt ca. 5 mmHg niedriger aus. Gründe dafür können u. a. eine gewisse Anspannung beim Arzt sein, aber auch die Situation der Messungen, da man zu Hause häufiger dann misst, wenn man zur Ruhe gekommen ist. Letztendlich ist dies eine Erfahrungstatsache, die in vielen Vergleichsmessungen bestätigt wird und beachtet werden muss, um die Blutdruckwerte richtig zu bewerten.

Einteilung der Blutdruckwerte

KLASSIFIKATION	SYSTOLISCH (mmHg)	DIASTOLISCH (mmHg)
optimal	< 120	< 80
normal	120–129	80–84
hoch-normal	130–139	85–89
Bluthochdruck (Hypertonie) Grad 1	140–159	90–99
Bluthochdruck (Hypertonie) Grad 2	160–179	100–109
Bluthochdruck (Hypertonie) Grad 3	≥ 180	≥ 110
Isolierter systolischer Bluthochdruck (Hypertonie)	≥ 140	< 90

Für die Blutdruckselbstmessung gelten 135/85 mmHg als Obergrenze.

In Zweifelsfällen, vor allem, wenn zwischen den Messungen in der Arztpraxis und den Selbstmessungen große Unterschiede bestehen, kann mittels einer Langzeit-Blutdruckmessung Klarheit geschaffen werden. Dabei wird der Blutdruck über etwa einen Tag automatisch in regelmäßigen Abständen durch ein tragbares Gerät gemessen. Diese Untersuchungsmethode wird auf Seite 40 genauer erläutert. Der Arzt kann sich aufgrund der vielen gemessenen Blutdruckwerte einen sehr genauen Überblick über den Verlauf des Blutdrucks verschaffen und erhält viel mehr Informationen, als einige wenige Einzelmessungen liefern können.

Häufiger ist bei jüngeren Menschen mit hohem Blutdruck der untere (diastolische) Wert stärker erhöht im Verhältnis zum oberen Blutdruckwert, z. B. bei 139/102 mmHg. Mit zunehmendem Lebensalter neigt der obere Blutdruckwert zum Steigen, während der untere Wert weniger ansteigt oder sogar sinken kann. Dann sind Werte von z. B. 165/85 mmHg zu beobachten. Das liegt daran, dass die Blutgefäße (Arterien) an Elastizität verlieren, sodass sich der Blutdruck in der Erschlaffungsphase des Herzens stärker abbaut.

Es ist aus epidemiologischen Daten bekannt, dass auch im hochnormalen Bereich von 130–139/85–89 mmHg das Risiko für Herz-Kreislauf-Erkrankungen erhöht ist. Obwohl bei hoch-normalen Blutdruckwerten in der Regel noch keine Medikamente erforderlich sind – außer in speziellen Situationen wie etwa Nierenerkrankungen –, ist es sehr nützlich, bereits mit nicht-medikamentösen Maßnahmen zu beginnen. Zum einen lässt sich damit das schon erhöhte Risiko vermindern, zum anderen wird einem weiteren Blutdruckanstieg, der im Laufe der Lebensjahre zu erwarten ist, vorgebeugt. Es lohnt sich daher doppelt, wenn Sie schon früh mit den in diesem Buch beschriebenen Lebensstilanpassungen beginnen.

Bei älteren Menschen über 80 Jahre wird in den Leitlinien der ESC bzw. DGK ein Grenzwert, ab dem der Bluthochdruck behandelt werden sollte, von 160 mmHg und mehr für den oberen (systolischen) Blutdruck angegeben. Dagegen liegt der entsprechende obere Grenzwert, ab dem eine Behandlung beginnen sollte, für Personen unter 80 Jahren bei 140 mmHg und darüber.

Auch wenn lediglich einer der beiden Blutdruckwerte erhöht ist, handelt es sich um Bluthochdruck mit den entsprechenden möglichen Spätfolgen.

Bei älteren Menschen, teilweise auch bei unter 80-Jährigen, wird eine stärkere Blutdrucksenkung nicht immer gut vertragen, sodass diese hier langsamer erfolgen sollte. Vor allem, wenn Schwindel nach dem Aufstehen unter der Medikation auftritt, sollten Sie den Arzt aufsuchen, um zu prüfen, ob der Blutdruck eventuell schon zu tief liegt.

Achten Sie darauf, dass vor und während der Behandlung der Blutdruck nicht nur im Sitzen, sondern auch im Stehen gemessen wird, da bei einigen Menschen, vor allem bei Älteren und bei Diabetikern, der Blutdruck im Stehen stärker abfallen kann. Das muss bei der Behandlung berücksichtigt werden, um Schwindel oder gar Ohnmachtsanfälle im Stehen unter der Blutdrucksenkung zu vermeiden.

Gelegentliche normale Blutdruckwerte schließen einen Bluthochdruck nicht aus!

Blutdruck – eine wechselnde Größe

Allgemein ist der Blutdruck eine sehr wechselnde Größe. Das kennen Sie, wenn Sie häufiger Ihren Blutdruck selbst messen. Bereits geringere körperliche Belastungen, Aufregung und überhaupt alles, was uns etwas in Aktivität versetzt, steigern den Blutdruck. Der Blutdruck ist so variabel, dass wir meistens schon etwas unterschiedliche Blutdruckwerte messen, wenn wir in Abstand von wenigen Minuten unseren Blutdruck bestimmen. Oft sind Betroffene überrascht, dass ihr Blutdruck so unterschiedlich ausfällt.

Im Vergleich zu Personen mit normalem Blutdruck schwankt der Blutdruck bei Bluthochdruckpatienten stärker. Daher sollten Blutdruckwerte nicht immer zur gleichen Zeit gemessen werden, sondern zu unterschiedlichen Zeiten. So bekommen Sie mit der Zeit ein gutes Gefühl dafür, wann Ihr Blutdruck etwas höher und wann er etwas niedriger liegt.

Wie sehr die Blutdruckwerte schwanken, sehen Sie anhand der zur Verdeutlichung unten abgebildeten Kurven einer üblichen 24-Stunden-Blutdruckmessung. Häufig werden die höchsten Werte morgens nach dem Aufstehen gemessen, während in der Nacht aufgrund der körperlichen und geistigen Ruhe die Blutdruckwerte im Normalfall deutlich absinken.

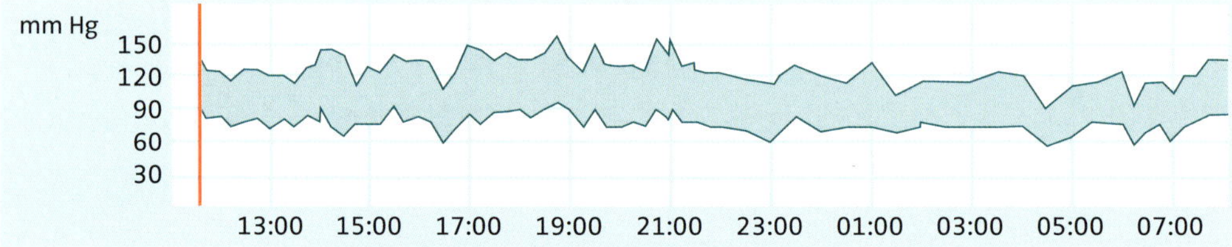

Kurve einer Langzeit-Blutdruckmessung: Die obere Kurve zeigt den systolischen (oberen), die untere Kurve den diastolischen (unteren) Blutdruck. Deutlich zu sehen sind die Blutdruckschwankungen im Tagesverlauf.

Aufgrund der gezeigten Blutdruckschwankungen, die bei jedem Menschen vorkommen, können Personen mit Bluthochdruck durchaus manchmal normale Werte aufweisen, auch wenn insgesamt häufiger erhöhte Werte gemessen werden. Verlassen Sie sich deshalb nicht auf einen einzigen oder auf wenige Werte. Gerade wenn der Blutdruck an der Obergrenze liegt, sollten mehrere Messungen zu unterschiedlichen Zeiten vorgenommen werden, um die Unsicherheiten zu minimieren. Weil der Blutdruck bei jedem Menschen stärkeren Schwankungen unterliegt, wird die Aussagekraft eines einzelnen Wertes relativiert. Es gehört einige Erfahrung dazu, um vor allem in Grenzfällen einen Bluthochdruck zu diagnostizieren. Je mehr Werte dem Arzt zur Verfügung stehen, umso besser kann er die Diagnose stellen. Die von Ihnen zu Hause gemessenen Werte sind dabei eine äußerst wertvolle Hilfe.

Schon wenn Ihr Blutdruck oberhalb 130/85 mmHg liegt, können Sie mit den vorliegenden Schritten einen großen Beitrag für den Erhalt Ihrer Gesundheit und Lebensqualität leisten und häufig einem weiteren Anstieg des Blutdrucks vorbeugen.

Folgen eines nicht oder unzureichend behandelten Bluthochdrucks

Häufig verursacht der Bluthochdruck, zumindest anfänglich, wenig oder gar keine Beschwerden. Dies führt leider dazu, dass er oft lange Zeit unerkannt bleibt und unter Umständen erst spät bei einer Routineuntersuchung festgestellt wird. So kommt es, dass etwa die Hälfte der Menschen mit Bluthochdruck nichts von ihrer Erkrankung weiß, während sich der Bluthochdruck, oft über Jahre, bereits auf viele Organe und auf das Gefäßsystem verhängnisvoll ausgewirkt hat.

> Etwa die Hälfte aller Betroffenen weiß nichts von ihrem Bluthochdruck.

Selbst wenn der Bluthochdruck bekannt ist, weist gerade einmal die Hälfte dieser Betroffenen eine gute Blutdruckeinstellung auf. Das beweisen auch groß angelegte Untersuchungen an vielen tausend Personen. Allein in Deutschland leben schätzungsweise

15 Millionen Menschen mit einem nicht gut behandelten Bluthochdruck und dadurch mit einem unnötig hohen Risiko u. a. für Schlaganfälle und Herzinfarkte. Entscheidend ist, dass der Blutdruck gut eingestellt ist. Das kann bei einigen Personen ohne Medikamente allein mit den hier beschriebenen Maßnahmen der Fall sein, bei anderen wird zusätzlich eine Kombination aus mehreren Blutdruckmedikamenten notwendig werden.

Wird ein Bluthochdruck nicht oder nur unzureichend behandelt, besteht, je nach Höhe des Blutdrucks, ein etwa achtfaches Risiko, einen Schlaganfall zu erleiden. Ein Schlaganfall kann erhebliche Folgen, etwa bleibende Lähmungen, Seh- und Sprachstörungen, nach sich ziehen, sodass Sie alles tun sollten, um das Risiko zu minimieren. Auch das Risiko für Herzinfarkte steigt auf etwa das Dreifache an, und zwar umso mehr, je höher der Blutdruck ist.

Ebenso gehören Herzschwäche mit stark eingeschränkter Belastbarkeit sowie Luftnot bei Belastung, in fortgeschrittenen Fällen auch in Ruhe, zu den häufigen und ernsten Folgen eines unbehandelten oder nicht gut eingestellten Bluthochdrucks. Nehmen Sie Bluthochdruck daher ernst und setzen Sie alles daran, diesen Gefahren vorzubeugen.

Folgeschäden lassen sich bei guter Blutdruckeinstellung vermeiden.

Denn diese Folgeschäden lassen sich bei guter Blutdruckeinstellung vermeiden: Eine gute Einstellung des Blutdrucks ist mittels nicht-medikamentöser und bei Bedarf einer gut verträglichen medikamentösen Behandlung möglich!

Der Blutdruck im Sommer und im Winter

Wie viele andere Lebewesen reagiert auch der menschliche Organismus auf Veränderungen der Natur und der Umgebung. Auf den Blutdruck bezogen, steigt bei vielen Personen der Blutdruck im Winter und sinkt teilweise im Sommer. Diese Veränderungen sind von Mensch zu Mensch unterschiedlich, sodass einige kaum Unterschiede aufweisen, während bei anderen die Differenz relevant sein kann.

Im Durchschnitt lassen sich im Sommer für den oberen Blutdruckwert eine Senkung um 6 mmHg und für den unteren Wert von 3 mmHg und im Winter ein entsprechender Anstieg des Blutdrucks feststellen. Manchmal können die Schwankungen so sein, dass die Medikamente in Absprache mit dem Hausarzt angepasst werden müssen, sodass Sie im Sommer beispielsweise manchmal eine niedrigere Dosierung als im Winter brauchen. Übrigens finden sich statistisch gesehen im Winter mehr Herzinfarkte und Schlaganfälle, was zumindest teilweise auf den höheren Blutdruck in der kalten Jahreszeit zurückzuführen ist.

Es ist deshalb von Bedeutung, diesen Zusammenhang zu kennen und die Blutdruckwerte durch Selbstmessung zu kontrollieren, sodass Veränderungen erfasst werden und gegengesteuert werden kann. Es wäre also nicht gut, z. B. im Winter erhöhte Blutdruckwerte zu belassen, wenn die Blutdruckeinstellung im Sommer erfolgte und im Winter ein Blutdruckanstieg stattgefunden hat. Da es auch Unterschiede gibt, wann genau der Blutdruck sich im Sommer und im Winter verändert, sollten Sie die Werte durch Selbstmessungen prüfen und gegebenenfalls den Arzt kontaktieren, um die Medikamente eventuell anzupassen.

Häufig verwendete medizinische Fachbegriffe in Verbindung mit dem Bluthochdruck

arterielle Hypertonie	Bluthochdruck
primäre Hypertonie	eigenständiger Bluthochdruck
sekundäre Hypertonie	Bluthochdruck aufgrund einer anderen Erkrankung
Antihypertensiva	blutdrucksenkende Medikamente
systolischer Blutdruck	oberer Blutdruckwert
diastolischer Blutdruck	unterer Blutdruckwert

Nicht-medikamentöse Maßnahmen sollten die Grundlage jeder Bluthochdruckbehandlung in jedem Stadium bilden.

Indem Sie sich gründlich informieren und die nicht-medikamentösen Behandlungsmöglichkeiten, die ich Ihnen in diesem Buch vorstellen werde, nutzen, haben Sie beste Aussichten, mit einer guten Einstellung des Bluthochdrucks Ihre Gesundheit und Ihr Wohlbefinden wesentlich zu verbessern.

Den Blutdruck optimal behandeln

Eine optimale Bluthochdruckbehandlung erfordert eine gute Zusammenarbeit mit Ihrem Hausarzt, der die Blutdruckeinstellung überprüft, Sie berät und eventuelle Änderungen der Medikation mit Ihnen bespricht und vornimmt. Falls Sie Blutdruckmedikamente einnehmen, kann unter der hier beschriebenen und zu erwartenden Blutdrucksenkung eine Verminderung der Medikamentendosis oder ein Absetzen von Blutdruckmedikamenten möglich und sogar notwendig werden. Bei Blutdruckwerten unterhalb von ca. 120 mmHg systolisch und 75 mmHg diastolisch wird Ihr Arzt in der Regel eine Medikamentenreduktion vornehmen; ebenso, wenn sie eine stärkere Blutdrucksenkung, vor allem im fortgeschrittenen Alter, nicht gut vertragen.

Reduzieren Sie bitte nie ohne ärztlichen Rat Ihre Blutdruckmedikamente.

Reduzieren Sie bitte nie ohne ärztlichen Rat Ihre Blutdruckmedikamente, denn nur Ihr behandelnder Arzt kann durch seine medizinischen Kenntnisse eine gefahrlose Medikamentenänderung vornehmen. Häufig werden Blutdruckmedikamente zusätzlich auch für andere Erkrankungen verschrieben. Zum Beispiel können Betablocker oder weitere Blutdrucksenker auch bei normalem Blutdruck aufgrund einer Herzerkrankung dringend notwendig sein. Auch müssen bestimmte Blutdruckmedikamente langsam ausgeschlichen werden, weil es sonst zu gefährlichen Blutdruckkrisen kommen kann.

Sprechen Sie auch bei Medikamentenunverträglichkeiten mit Ihrem Arzt darüber, denn oft lässt sich das betreffende Medikament problemlos durch ein ähnlich wirkendes ersetzen, das nicht diese Nebenwirkung aufweist.

Ursachen des Bluthochdrucks

Die meisten meiner Patienten, bei denen ein Bluthochdruck festgestellt wird, fragen mich nach der Ursache und rechnen mit einer einfachen, gut nachvollziehbaren Antwort. Tatsächlich sind die Verhältnisse beim Bluthochdruck komplizierter, und es ist heute klar, dass mehrere Faktoren zu seiner Entwicklung beitragen. Dazu gehören Übergewicht, ungesunde Ernährung, Bewegungsmangel sowie vermehrter Kochsalzverbrauch, an denen dieses Programm ansetzt.

Zusätzlich spielt die individuelle Veranlagung, die in den Genen festgelegt ist, eine Rolle, sodass einige Menschen viel eher einen Bluthochdruck entwickeln als andere, auch wenn dieselben Risikofaktoren vorliegen. Nicht selten liegen Häufungen von Bluthochdruck, auch in jüngeren Jahren, in der Familie vor.

Man spricht daher beim Bluthochdruck von einer multifaktoriellen Erkrankung, zu der mehrere Faktoren geführt haben. In 90% der Fälle lässt sich nach gründlicher Untersuchung keine weitere Grunderkrankung als Ursache für den Bluthochdruck feststellen. Man spricht daher von einem eigenständigen, in der Fachsprache „essenziellen“ Bluthochdruck. Eine eigentliche Ursache, z. B. eine Überfunktion der Schilddrüse, lässt sich lediglich in den verbleibenden ca. 10% nachweisen. Gelegentlich kann der Arzt bereits im Gespräch und bei der anschließenden Grunduntersuchung Hinweise auf eine solche Ursache finden und diesen gezielt nachgehen. Ob und welche Untersuchungen zusätzlich zu den Routineuntersuchungen im Einzelfall erforderlich sind, hängt von den Befunden beim Arztgespräch, bei der körperlichen Untersuchung und den Routineuntersuchungen ab.

> In über 90 % der Fälle hat der Bluthochdruck keine weitere Grunderkrankung als Ursache.

Grundsätzlich lässt sich festhalten, dass ein Bluthochdruck infolge einer anderen Erkrankung, also ein sekundärer Bluthochdruck, umso häufiger vorliegt, je jünger jemand zum Zeitpunkt der Diagnosestellung ist und je höher der Blutdruck liegt.

Auch ein nächtlicher Blutdruckanstieg kann Hinweise auf eine weitere Erkrankung als Ursache des hohen Blutdrucks liefern. Im Normalfall lässt sich, auch bei hohem Blutdruck, in der Nacht durch die körperliche und geistige Ruhe eine signifikante Blutdrucksenkung erkennen. Dagegen steigt der Blutdruck nachts beispielsweise, wenn nächtliche Atemaussetzer, ein sogenanntes Schlafapnoe-Syndrom, vorliegt. Wenn ein Schnarchen mit Atempausen im Schlaf vorliegt, sollte an das sogenannte Schlafapnoe-Syndrom gedacht werden, bei dem im Schlaf häufige Atempausen auftreten, die zu einem Abfall der Sauerstoffwerte im Blut führen.

Nächtliche Atempausen können bei dieser häufigen Erkrankung 30-mal pro Stunde und sogar deutlich häufiger auftreten. Da die Sauerstoffversorgung des Organismus mit jeder Atempause absinkt, kommt es zu einer Aufwachreaktion („Arousal"), bei welcher der Schlaf jedes Mal unterbrochen wird. Wenn dies nun 30-mal pro Stunde oder häufiger auftritt, ist klar, dass der Schlaf wenig erholsam sein kann. Es treten außerdem viele weitere negative Folgen für den gesamten Organismus auf. Nächtliche Atempausen können den Blutdruck steigen lassen und führen oft zu Tagesmüdigkeit. Auch bestimmte Herzrhythmusstörungen, wie Vorhofflimmern, werden dabei teilweise beobachtet.

Die Diagnose lässt sich mittels tragbarer Geräte, die zu Hause für eine Nacht getragen werden können (sogenannte Polygrafie), stellen. Wenn sich die Erkrankung bestätigt, wird im Schlaflabor eine ausführlichere Untersuchung vorgenommen. Die Behandlung erfolgt mittels eines kleinen Atemgerätes, das zum Schlafen benutzt wird. Nicht wenige Menschen fühlen sich nach Beginn der Behandlung wie neugeboren, und der Blutdruck bessert sich. Da oft auch ein Übergewicht vorliegt, hilft Gewichtsreduktion sehr dabei, diese Störung zu bessern.

Mögliche, wenn auch seltene Ursachen eines Bluthochdrucks

- Nierenerkrankungen
- Nierenarterienverengungen
- Störungen der Nebennieren
- Schilddrüsenfehlfunktionen (häufig Überfunktionen, teilweise aber auch Unterfunktionen)
- Nächtliche Atemaussetzer (Schlafapnoe-Syndrom)

Diese und weitere Erkrankungen sind jedoch zusammengenommen nur für etwa 10 % der Bluthochdruckfälle verantwortlich.

Auch bestimmte Medikamente können zu einem Blutdruckanstieg führen. Hierzu zählen einige Schmerz- und Rheumamittel (sogenannte nichtsteroidale Antiphlogistika), Cortison, Antidepressiva, aber auch die Pille (Kontrazeptiva). In manchen Fällen kann auf Medikamente gewechselt werden, die diese Nebenwirkung nicht haben. Im Fall der Pille kann Sie Ihre Gynäkologin zu Alternativen beraten. Wenn ein Wechsel des Medikaments nicht möglich ist, erfolgt die Blutdruckbehandlung wie üblich mit den in diesem Buch beschriebenen Maßnahmen sowie erforderlichenfalls zusätzlich mit Medikamenten.

Auch Genussmittel (Lakritze, Alkohol) und bestimmte Medikamente (Cortison, bestimmte Hormone) können den Blutdruck steigern.

Weißkittel-Hochdruck und maskierter Bluthochdruck

Sie haben bereits gesehen, dass der in der Arztpraxis gemessene Blutdruck im Durchschnitt ca. 5 mmHg sowohl für den oberen (systolischen) als auch für den unteren (diastolischen) Blutdruck höher ausfällt als bei der Selbstmessung. Bei einigen Betroffenen steigt der Blutdruck beim Messen durch den Arzt aber noch deutlich höher an als üblich. Es gibt sogar Personen, die eigentlich einen normalen Blutdruck haben und nur beim Messen in der Arztpraxis erhöhte Werte ausweisen. Dieses Phänomen nennt man Weißkittel-Bluthochdruck oder Praxishypertonie. Dieser lässt sich gut mittels einer ambulanten Langzeit-Blutdruckmessung von ei-

Bereits die Anspannung beim Arztbesuch kann den Blutdruck deutlich anheben. Im Zweifel bringt die Langzeit-Blutdruckmessung Klarheit.

nem eigentlichen Bluthochdruck unterscheiden. Natürlich muss ein Bluthochdruck, der nur in der Praxis auftritt, bei sonst normalen Blutdruckwerten nicht behandelt werden.

Aber auch der gegensätzliche Fall kommt gelegentlich vor, dass Menschen mit Bluthochdruck beim Arzt normale Blutdruckwerte aufweisen. Einer Studie zufolge (SHEAF) ist dieses Phänomen gar nicht so selten. Dort wurde festgestellt, dass etwa 9 % aller Studienteilnehmer von dieser Art des Bluthochdrucks betroffen sind. Man spricht von einem „maskierten Bluthochdruck", da er sich quasi in der Arztpraxis verbirgt. Eine solche Form des Bluthochdrucks kann leicht unerkannt bleiben, haben jedoch das gleiche Risiko wie Personen mit einem „herkömmlichen" Bluthochdruck. Wenn also Ihre Selbstmessungen höher ausfallen als die Blutdruckwerte beim Hausarzt, wäre dies ein Hinweis auf einen maskierten Bluthochdruck, den Sie mittels einer Langzeit-Blutdruckmessung weiter klären lassen sollten.

Der Blutdruck unter Belastung

Normalerweise passt sich der Blutdruck unseren Erfordernissen optimal an. Bei körperlicher Belastung wird in der arbeitenden Muskulatur eine deutlich höhere Durchblutung benötigt, um den erhöhten Sauerstoff- und Nährstoffbedarf der Muskeln bei Belastung abzudecken. Die Durchblutung der Muskulatur wird erhöht, indem der Körper den Blutdruck und die Herzfrequenz (Puls) erhöht.

Auch bei Aufregung und Anspannung wird der Organismus auf Aktivität vorbereitet, indem ebenfalls Blutdruck und Herzfrequenz ansteigen. Diese Anpassungsmechanismen sind sinnvoll und versetzen uns erst in die Lage, uns körperlich und auch geistig zu belasten. Auch bei psychischen Belastungen, z. B. einer Prüfung, kann auf diese Weise im optimalen Fall die Konzentration und Aufmerksamkeit gesteigert werden.

Wie die meisten Funktionen unseres Körpers ist dieser Blutdruckanstieg bei Aufregung oder Angst in Urzeiten, im Laufe derer sich der Organismus entwickelt hat, für unsere Ahnen (über-) lebenswichtig gewesen. Wurden in Vorzeiten Menschen angegriffen, versetzte diese Aufregung zusammen mit einem Anstieg des Blutdrucks, einer Beschleunigung der Atmung und vielen weiteren Änderungen der Körperfunktionen sie in die Lage, ihre Kräfte zu mobilisieren, um sich zur Wehr zu setzen oder aber möglichst schnell zu fliehen. Unsere Lebensumstände sind heutzutage jedoch anders, sodass diese Mechanismen oft nicht mehr angemessen sind, uns aber dennoch begleiten.

Der Blutdruckanstieg bei Belastung fällt allerdings bei Bluthochdruckpatienten häufig höher aus als im Normalfall. Daher kann auch das Belastungs-EKG zur Beurteilung des Blutdrucks herangezogen werden. Als erhöht gilt ein Blutdruck über 200/100 mmHg bei 100 Watt Belastung. Falls keine 100 Watt erreicht werden, kann der Blutdruck bei 75 Watt herangezogen werden, der auf dieser Belastungsstufe bis 185/100 mmHg als normal gilt. Bei Personen mit normalem Ruheblutdruck kann ein erhöhter Belastungsblutdruck einen Hinweis auf einen sich möglicherweise im späteren Leben einstellenden Bluthochdruck liefern. In diesen Fällen kann mit nicht-medikamentösen Maßnahmen dem Bluthochdruck vorgebeugt werden. Auch sind dann engmaschigere Blutdruckkontrollen angezeigt.

> Bei Personen mit normalem Ruheblutdruck kann ein erhöhter Belastungsblutdruck einen Hinweis auf einen sich später entwickelnden Bluthochdruck liefern.

Der Blutdruckverlauf während einer Ergometrie (Belastungs-EKG) liefert wichtige Zusatzinformationen und sollte auch vor Beginn eines körperlichen Trainings durchgeführt werden, um exzessive Blutdruckanstiege bei körperlicher Belastung festzustellen und die Belastung so zu dosieren, dass keine Gefährdung durch solche Blutdruckanstiege auftritt.

> Beim Bluthochdruck steigt unter Belastung der Blutdruck oft überschießend an.

Muss jeder erhöhte Blutdruck behandelt werden?

Grundsätzlich lässt sich sagen, dass für jeden Menschen ein möglichst optimaler Blutdruck von Vorteil ist, um die Blutgefäße (Arterien) zu schonen und das Risiko vor allem für Schlaganfälle oder

Herzinfarkte zu verringern. Daher kann spätestens bei hoch-normalen Blutdruckwerten von 130–139 mmHg/85–89 mmHg die Empfehlung ausgesprochen werden, den Blutdruck durch nicht-medikamentöse Maßnahmen zu normalisieren.

Selbstverständlich sind nicht-medikamentöse Maßnahmen, gegebenenfalls zusätzlich zu Medikamenten, auch bei allen anderen Formen des Bluthochdrucks wirksam und wichtig. Das geringste Gesundheitsrisiko tragen – das zeigen große Beobachtungsstudien – Menschen mit Blutdruckwerten von etwa 120/80 mmHg, jüngere Menschen auch etwas darunter. Verschiedene Untersuchungen zeigen aber auch, dass eine übermäßige Blutdrucksenkung unter 120/80 mmHg wiederum schädlich sein kann.

Bereits bei Werten über 130 mmHg für den oberen und/oder über 80 mmHg für den unteren (diastolischen) Blutdruck lohnt es sich, aktiv zu werden!

Es ist unproblematisch, wenn ein jüngerer Mensch von sich aus niedrige Blutdruckwerte aufweist und darunter keine Beschwerden hat. In diesen Fällen besteht sicherlich kein erhöhtes Risiko durch den niedrigen Blutdruck, selbst wenn er z. B. bei 110/70 mmHg liegt. Zwar kann der niedrige Blutdruck manchmal Beschwerden wie Müdigkeit etc. verursachen, ist in diesem Zusammenhang aber nicht gefährlich. Anders kann es aussehen, wenn der Blutdruck durch Medikamente zu stark vermindert wird. Vor allem bei älteren Menschen kann die Durchblutung mitunter leiden oder es können Schwindel und Ohnmachtsanfälle auftreten.

Risikofaktoren berücksichtigen

Zu den beeinflussbaren Haupt-Risikofaktoren, welche die Wahrscheinlichkeit schwerer Herz-Kreislauf-Erkrankungen erhöhen, gehören neben Bluthochdruck ein erhöhter Cholesterinspiegel, Rauchen und die Zuckerkrankheit (Diabetes mellitus).

Hauptrisikofaktoren für Herz-Kreislauf-Erkrankungen

- Bluthochdruck
- erhöhter Cholesterinspiegel
- Rauchen
- Zuckerkrankheit (Diabetes Typ 2)

Darüber hinaus sind die folgenden nicht beeinflussbaren Risikofaktoren zu berücksichtigen:

- Alter über 55 Jahre bei Männern und über 65 Jahre bei Frauen
- Herzinfarkte und Schlaganfälle bei Verwandten ersten Grades
- Übergewicht mit erhöhtem Bauchumfang (bei Männern über 102 cm, bei Frauen über 88 cm)

Ein Bauchumfang über 102 cm bei Männern und über 88 cm bei Frauen erhöht das Risiko für Herzinfarkte und Schlaganfälle.

Beim Cholesterinspiegel ist nicht so sehr das Gesamtcholesterin ausschlaggebend, sondern der Anteil des sogenannten „schlechten" Cholesterins (LDL-Cholesterin). Das „gute" Cholesterin ist das HDL-Cholesterin. Früher glaubte man, dass ein hoher LDL-Wert durch einen erhöhten HDL-Wert quasi teilweise neutralisiert werden kann. Das scheint nach neueren Erkenntnissen aber nicht in diesem Umfang zutreffend zu sein, sodass bei hohem LDL-Cholesterin unabhängig vom HDL-Cholesterin eine Behandlung, sei es durch nicht-medikamentöse, medikamentöse oder beide Maßnahmen, eingeleitet werden sollte. Wer sich für das umfangreiche Thema der Blutfette und über Methoden, diese zu verbessern, interessiert, dem empfehle ich meine Ratgeber „Cholesterin selbst senken in 10 Wochen" und „Das Cholesterin-Buch. So senke ich meine Blutfettwerte" (beide im humboldt Verlag). Mehr zum Cholesterin lesen Sie außerdem ab Seite 75.

Je mehr Risikofaktoren zusätzlich zum Bluthochdruck bestehen, umso höher auch das Risiko, eine schwere Herz-Kreislauf-Erkrankung (z. B. Schlaganfall, Herzinfarkt) zu entwickeln. Neben der Behandlung des Bluthochdrucks dürfen die weiteren Risikofaktoren daher nicht außer Acht gelassen werden. Ein großer Vorteil der in diesem Buch dargestellten nicht-medikamentösen Maßnahmen liegt darin, dass diese auch gleichzeitig gegen viele andere Risikofaktoren effektiv wirken. Sowohl erhöhte Blutfette als auch Übergewicht, ebenso Bewegungsmangel und selbst ein Diabetes mellitus werden durch die hier dargestellten Methoden günstig beeinflusst. So profitieren Menschen mit mehreren Risikofaktoren gleich mehrfach von diesen Maßnahmen.

Die Ziel-Blutdruckwerte

Die Bluthochdruckbehandlung hat eine weitgehende Normalisierung der erhöhten Blutdruckwerte zum Ziel, denn wie schon erwähnt, sind bereits Blutdruckwerte oberhalb des optimalen Bereichs von 120/80 mmHg mit einer Risikosteigerung für Herz und Gefäße verbunden.

- Als Zielwerte sind bei Betroffenen unter 65 Jahren für den oberen (systolischen) Blutdruck Werte von 120–130 mmHg als optimal zu sehen, sofern diese Absenkung gut vertragen wird.
- Ab 65 Jahren werden Werte von 130–140 mmHg für den oberen (systolischen) Blutdruck angestrebt. Das Grenzalter von 65 Jahren ist dabei nicht als starre Größe zu betrachten. Individuell können auch bei fitten Menschen über 65 Jahren ähnliche Werte wie bei unter 65-Jährigen eingestellt werden. Dies sollte zwischen Arzt und Patient besprochen und festgelegt werden.

> Je jünger die Betroffenen sind, umso eher wird man den unteren Grenzbereich anpeilen, und je älter, umso eher den oberen Grenzbereich.

Allgemein lässt sich sagen: Je jünger die Betroffenen sind, umso eher wird man den unteren Grenzbereich anpeilen, und je älter, umso eher den oberen Grenzbereich, um Nebenwirkungen wie Schwindel oder gar Ohnmachtsanfälle zu vermeiden. Gerade bei „straffer" Blutdruckeinstellung ist es nützlich, auch den Blutdruck im Stehen zu messen, um überschießende Senkungen im Stehen zu erkennen. In diesen Fällen wäre eine zu starke Blutdrucksenkung nicht ratsam.

Für den unteren (diastolischen) Blutdruck werden in jedem Alter Werte von 70–79 mmHg angesteuert. Der untere Blutdruck macht meistens weniger Probleme bei der Einstellung, da mit zunehmendem Alter dieser Wert oft deutlich weniger ansteigt als der obere (systolische) Blutdruck, das heißt, die Amplitude zwischen oberem und unterem Blutdruck, auch als „Pulsdruck" bezeichnet, steigt meistens mit zunehmendem Alter.

Ziel-Blutdruck:	< 140/90 mmHg
Bei Zuckerkrankheit:	< 130/80 mmHg
Liegt zusätzlich eine Nierenerkrankung vor:	125/75 mmHg

Wie diese Werte erreicht werden, ist individuell verschieden. Dabei können die hier beschriebenen nicht-medikamentösen Maßnahmen ausreichen oder, wenn Medikamente erforderlich werden, auch Kombinationen aus mehreren Blutdrucksenkern notwendig sein. Rund zwei Drittel aller Betroffenen, die Medikamente erhalten, benötigen eine Kombinationsbehandlung aus zwei oder mehr Blutdruckmedikamenten (wie die ASCOT-Studie belegt).

Die europäische und die deutsche Fachgesellschaft für Kardiologie (ESC und DGK) empfehlen inzwischen, direkt mit zwei Blutdruckmedikamenten zu beginnen. Dabei sollte allerdings eine abrupte, starke Blutdrucksenkung vermieden werden, da das Risiko besteht, dass Beschwerden wie Schwindel, Müdigkeit etc. ausgelöst werden. Solche Beschwerden können nicht nur sehr unangenehm sein, sondern zu Behandlungsabbrüchen führen und die weitere Einnahme von Medikamenten erschweren. Daher ist ein abgestufter Beginn der medikamentösen Behandlung von Vorteil, damit der Organismus sich an die neuen Blutdruckverhältnisse anpassen kann.

Die europäische und die deutsche Fachgesellschaft für Kardiologie (ESC und DGK) empfehlen, direkt mit zwei Blutdruckmedikamenten zu beginnen.

Wesentlich für den dauerhaften Erhalt Ihrer Gesundheit ist, dass die vorab genannten Zielwerte erreicht werden. Diese Zielwerte beziehen sich auf die Praxismessung, die, wie Sie inzwischen wissen, um ca. 5 mmHg höher liegen als die Eigenmessungen (siehe auch Seite 23).

Welche Beschwerden verursacht der Bluthochdruck?

Frühwarnzeichen fehlen meistens beim Bluthochdruck.

Da zuverlässige Frühwarnzeichen fehlen, lässt sich ein erhöhter Blutdruck letztlich nur durch regelmäßige Messungen frühzeitig feststellen. Ebenso kann die richtige Einstellung des Blutdrucks nur durch regelmäßige Kontrollen sichergestellt werden. Auch hier sollten Sie sich nicht darauf verlassen, dass der Blutdruck schon in Ordnung sein wird, weil es Ihnen ja gut geht. Würde sich der Bluthochdruck durch Schmerzen oder andere lästige Beschwerden äußern, hätten wir sicherlich deutlich weniger Schlaganfälle, Herzinfarkte und andere schwere Folgeschäden zu beklagen. Daher möchte ich erneut betonen, dass ein erhöhter Blutdruck, selbst wenn er keine Beschwerden hervorruft, unbehandelt zu schwerwiegenden Folgen führen kann und deshalb konsequent in die Zielbereiche (siehe Seite 28) abgesenkt werden muss.

Wenn Beschwerden auftreten, kommt es gelegentlich zu Kopfschmerzen und Druckgefühl im Kopf, Nasenbluten, Kopfröte, Schwindel und innerer Unruhe sowie Druck in der Brust, Letzteres vor allem bei sehr hohen Werten. Dabei muss auch an einen Herzinfarkt oder eine Angina pectoris bei Verengungen der Herzkranzgefäße gedacht werden, da Druck oder Schmerzen im Brustkorb Symptome eines Herzinfarktes sein können, der unbehandelt lebensgefährliche Folgen haben kann. Ebenso kann Atemnot gelegentlich, vor allem bei höheren Werten, auftreten.

Andere Erkrankungen, die zusätzlich zum Bluthochdruck vorliegen können, müssen bei diesen Symptomen selbstverständlich vom Arzt ausgeschlossen werden.

Sehr viele Menschen mit erhöhtem Blutdruck verspüren keine Beschwerden und fühlen sich oft sogar recht wohl. Anders als bei anderen Krankheiten, zielt die Behandlung des Bluthochdrucks nicht in erster Linie auf die Beseitigung von Beschwerden ab, sondern darauf, schwere Folgeerkrankungen zu vermeiden.

Denn ein unbehandelter Bluthochdruck kann im Laufe der Zeit zu Organschäden führen. Solche Folgeschäden treten umso stärker und früher auf, je höher der Blutdruck steht. Zu diesen Komplikationen des Bluthochdrucks zählen Nierenschäden. Die Messung des Blutwertes Kreatinin, der bei einer Nierenfunktionseinschränkung ansteigt, gehört daher zu den wichtigen Untersuchungen in diesem Zusammenhang. Ebenso zeigt eine erhöhte Eiweißausscheidung im Urin, besonders das sogenannte Mikroalbumin, eine Nierenschädigung an.

Organschäden zeigen, dass der hohe Blutdruck bereits deutlich negative Spuren hinterlassen hat.

Zu den weiteren typischen Folgeschäden gehört eine Verdickung des Herzmuskels durch den erhöhten Druck, gegen den der Herzmuskel arbeiten muss. Diese Verdickung des Herzmuskels hat nichts mit einem sogenannten „Sportlerherz" zu tun und schadet der Herzfunktion. In fortgeschrittenen Fällen droht infolgedessen eine manifeste Herzleistungsschwäche (Herzinsuffizienz). Das Herz wird steifer und kann sich schlechter dehnen, sodass die Herzfüllung gestört wird. Eine Verdickung der Herzwände lässt sich in der Herzultraschalluntersuchung feststellen.

In der Regel entstehen solche Organschäden, wenn ein hoher Blutdruck längere Zeit nicht ausreichend behandelt oder unerkannt war, sodass sehr konsequent eine Normalisierung des Blutdrucks anzustreben ist, um einem weiteren Fortschreiten der Schädigungen entgegenzuwirken.

Der Blutdruck im Tagesverlauf

Wie Sie schon gelesen haben, ist der Blutdruck keine konstante Größe, sondern unterliegt ständigen und auch deutlichen Schwankungen. Bereits geringe Änderungen, wie der Wechsel vom Sitzen zum Stehen, ein anregendes Gespräch, leichte körperliche Betätigung und Ähnliches, ziehen Veränderungen des Blutdrucks nach sich. Auch tageszeitabhängige Blutdruckschwankungen sind normal und dürfen nicht zu Fehlinterpretationen führen. Es ist deshalb nicht möglich zu sagen: „Mein Blutdruck beträgt 130/80 mmHg“, denn bei keinem Menschen ist der Blutdruck dauernd konstant.

Die normalen Schwankungen lassen sich in der abgebildeten Aufzeichnung einer Langzeit-Blutdruckmessung auf Seite 16 gut erkennen. Vielleicht fragen Sie sich nun: Wenn man keinen festen Blutdruckwert angeben kann, wie kann man dann sagen, ob der Blutdruck im Zielbereich liegt oder über 140/90 mmHg? Es handelt sich dabei um Durchschnittswerte, sodass erst mehrere Blutdruckwerte zu unterschiedlichen Zeiten eine zuverlässige Diagnose ermöglichen. Letztendlich kann nur ein erfahrener Arzt zuverlässig den Blutdruck beurteilen.

Die höchsten Blutdruckwerte werden meistens morgens nach dem Aufwachen gemessen. Gegen Mittag sinkt der Blutdruck häufig etwas ab und bildet gegen 19 Uhr oft einen kleineren Gipfel. In der Nacht sinken die Blutdruckwerte normalerweise deutlich um 10–20 % ab. Der Organismus benötigt diese nächtliche Blutdrucksenkung zur Erholung. Diese lässt sich am besten mittels der Blutdrucklangzeitmessung überprüfen.

Fällt der Blutdruck nachts nicht ab, sollte eine gründliche medizinische Untersuchung möglicher Ursachen erfolgen.

Fehlt diese nächtliche Blutdrucksenkung, in der Fachsprache als „Dipping“ bezeichnet, in der Blutdruck-Langzeitmessung, kann dies ein Hinweis auf eine in seltenen Fällen dem Bluthochdruck zugrunde liegende Grunderkrankung wie nächtliche Atemaussetzer (Schlafapnoe-Syndrom, siehe Seite 22) sein, sodass dieser Befund immer ärztlich abgeklärt werden muss.

Die Blutdruckselbstmessung

Jeder Bluthochdruckpatient sollte durch regelmäßige Blutdruckselbstmessungen die Einstellung und den Verlauf kontrollieren. Der Blutdruck neigt dazu, mit zunehmendem Alter weiter anzusteigen, sodass auch eine momentane gute Blutdruckeinstellung überwacht werden muss, um einen Anstieg rechtzeitig festzustellen.

Selbstmessungen sind wichtig, um Ihre Erfolge zu erkennen und gegebenenfalls, bei entsprechendem Rückgang des Blutdrucks, eine Anpassung der Medikation in Absprache mit Ihrem behandelnden Arzt vorzunehmen. Schließlich sind die selbst gemessenen Blutdruckwerte eine äußerst wertvolle Hilfe, wenn Sie beim Hausarzt hohe Werte zeigen, nicht aber bei den Selbstmessungen und in der 24-Stunden-Blutdruckmessung (der „Weißkittel-Hochdruck“, siehe Seite 23). Die Eigenmessungen bilden daher die Grundlage für eine gute Blutdruckbehandlung.

Die Selbstmessung des Blutdrucks ist ein Grundpfeiler der erfolgreichen Behandlung.

Was bedeuten eigentlich die Abkürzungen RR und mmHg?

Häufiger wird für den Blutdruck die Abkürzung RR verwendet. Diese erinnert an den italienischen Arzt Scipione Riva-Rocci, der 1896 als Erster das Prinzip der Blutdruckmessung mittels einer Oberarmmanschette beschrieb. Wenn Sie also etwa „RR 130/80 mmHg“ sehen, bedeutet dies nichts anderes als einen Blutdruck von 130/80 mmHg nach Riva-Rocci.

Traditionell wird der Blutdruck in der Einheit mmHg, das heißt Millimeter Quecksilbersäule (gesprochen: „Millimeter h-g“), angegeben. In einigen Ländern ist die Einheit kPa (Kilopascal) für den Blutdruck üblich. Falls Sie diese Werte einmal umrechnen müssen, etwa im Ausland, gilt: Der Wert in mmHg wird mit 0,1333 multipliziert, um den kPa-Wert zu erhalten. Der kPA-Wert wird mit 7,501 multipliziert, um den mmHg-Wert zu erhalten. Ein Blutdruck von 120/80 mmHg entspricht also 16/10,6 kPa.

> Zu kleine Blutdruckmanschetten liefern zu hohe, zu große Blutdruckmanschetten zu niedrige Blutdruckwerte.

Das richtige Blutdruckmessgerät

Bei der Blutdruckmessung ist zunächst auf die richtige Breite der Blutdruckmanschette zu achten, da durch eine zu schmale Blutdruckmanschette der Blutdruck zu hoch, durch eine zu breite

Blutdruckmanschette zu niedrig gemessen wird. Benutzen Sie die richtige Größe, um erhebliche Fehlmessungen zu vermeiden. Empfohlen werden

- bei einem Oberarmumfang von 24–32 cm Manschetten der Größe 12 x 24 cm (Breite mal Länge),
- bei Oberarmumfängen von 33–41 cm eine Manschette von 15 x 30 cm und
- bei einem Oberarmumfang von über 41 cm eine Manschette von 18 x 36 cm.

Je nach Hersteller können diese Größen leicht abweichen.

Die Deutsche Hochdruckliga e.V. vergibt Prüfsiegel für Blutdruckmessgeräte, die sich aufgrund ihrer guten Messgenauigkeit für die Selbstmessung eignen. Dass nicht alle Geräte auf dem Markt geeignet sind, zeigt sich daran, dass nur etwa jedes zweite getestete Gerät die Kriterien des Prüfsiegels erfüllt. Auf www.hochdruckliga.de/betroffene/blutdruckmessgeraete können Sie sich eine Liste der zertifizierten Blutdruckmessgeräte mit Prüfsiegel als PDF-Datei herunterladen. Falls Sie keine Möglichkeit haben, das Internet zu nutzen, können Ihnen Ihre Apotheke oder Ihr Sanitätshändler weiterhelfen.

Bevor die vollautomatischen, oszillometrisch messenden Blutdruckmessgeräte auf den Markt kamen, musste der Blutdruck, ähnlich wie heute noch in vielen Praxen und Krankenhäusern üblich, mittels eines Stethoskops gemessen werden. Dabei wird das sogenannte Korotkow-Geräusch beim Ablassen der Luft aus der Oberarmmanschette mit dem Stethoskop gehört und für die Blutdruckmessung verwendet. Bei Beginn des Geräuschs bestimmt man den systolischen, beim Aufhören des Geräuschs den diastolischen Blutdruckwert. Diese Methode bedarf ausreichender Übung und eines intakten Gehörs, was sie für die Eigenmessung sehr störanfällig macht. Diese Geräte empfehle ich Ihnen deshalb nicht für Ihre Selbstmessungen.

Inzwischen ist die Blutdruckselbstmessung mittels automatisch messender, oszillometrischer Geräte sehr einfach geworden. Dabei werden geringe Druckschwankungen in der Manschette registriert und automatisch für die Messung herangezogen. Dennoch sind einige Grundsätze zu beachten, um zu einem genauen Ergebnis zu kommen.

Inzwischen ist die Blutdruckselbstmessung mittels automatisch messender, oszillometrischer Geräte sehr einfach geworden.

Auch wenn einige Handgelenkgeräte durchaus genaue Blutdruckwerte liefern und mehrere dieser Geräte von der Hochdruckliga das Gütesiegel erhalten haben, liegen mit der Oberarmmessung umfangreichere Erfahrungen vor, sodass ich Ihnen für die Selbstmessung eine Oberarmmanschette empfehle. Messgeräte für den Finger, die ebenfalls auf dem Markt sind, werden aufgrund der noch stärkeren Verzerrung der Blutdruckwerte durch Veränderungen der Pulskurve nicht empfohlen.

Viele aktuelle Geräte speichern eine größere Anzahl an Messungen, was die Dokumentation der Werte erleichtert. Für die Selbstmessung geeignete Blutdruckmessgeräte mit Prüfsiegel erhalten Sie bereits für etwa 50 bis 100 Euro. Besorgen Sie sich also ein geeignetes Blutdruckmessgerät, das vollautomatisch (oszillometrisch) am Oberarm misst, das Prüfsiegel der Deutschen Hochdruckliga besitzt und die für Sie richtige Manschettengröße aufweist.

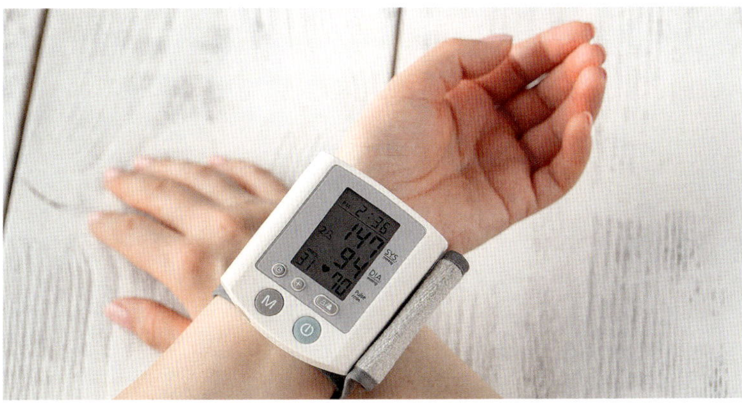

Handgelenkgeräte können genaue Blutdruckwerte liefern, allerdings liegen für die Oberarmmessung umfangreichere Erfahrungen vor.

Den Blutdruck richtig messen

Bei der Blutdruckselbstmessung sind folgende Punkte zu beachten:

- Die Blutdruckmanschette sollte sich etwa auf Herzhöhe befinden. Bei zu tiefer Lage wird ein zu hoher Blutdruckwert gemessen, bei zu hoher Lage ein falsch-niedriger Blutdruckwert.
- Bereits bei Lagerung der Messstelle zehn Zentimeter oberhalb des Herzens wird der Blutdruck um ca. 7 mmHg zu niedrig gemessen. Liegt die Messstelle zu tief, ergeben sich entsprechend falsch hohe Werte. Messen Sie im Sitzen nach etwa fünfminütiger Ruhe.
- Zwischen zwei Messungen sollten mindestens zwei Minuten Abstand liegen.
- Der Oberarm darf während der Messung nicht durch beengende Kleidung eingeschnürt werden.
- Besonders bei Handgelenkmessgeräten muss während der Messung die richtige Lage auf Herzhöhe beachtet werden, da bei herabhängendem Arm deutlich erhöhte Werte gemessen werden.

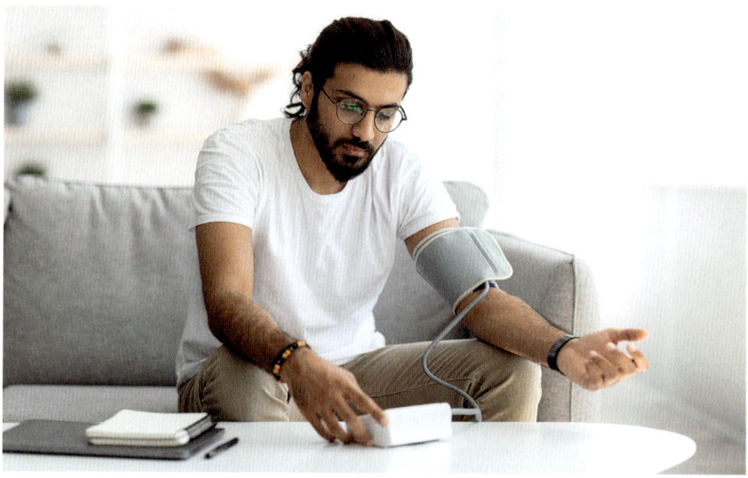

Eine Oberarmmanschette eignet sich zur Selbstmessung am besten.

Nehmen Sie Ihr Blutdruckmessgerät wenigstens einmal im Jahr mit zum Arzt und vergleichen Sie in der Praxis den Wert Ihres Gerätes mit dem Wert, der mit dem geeichten Praxisgerät bestimmt wird, um eventuelle Fehlmessungen oder eine Tendenz, z. B. zu falsch-niedrigen Werten, zu erkennen. Das Gerät sollte regelmäßig nach den Angaben des Herstellers geeicht werden, um dauerhaft genaue Messungen sicherzustellen.

Wenn bei Ihnen ein Blutdruckunterschied zwischen dem linken und rechten Arm vorliegt, sollten Sie in Zukunft am Arm mit dem höheren Wert messen, da dieser den Blutdruck an den Körperorganen am genauesten widerspiegelt. Bei einem Unterschied über 20 mmHg systolisch oder 10 mmHg diastolisch ist eine Klärung durch den Arzt erforderlich, da z. B. eine Verengung der Schlagader, die zum Arm mit dem niedrigeren Wert führt, vorliegen kann. Vor allem, wenn Sie mit den regelmäßigen Messungen beginnen, sollte ein Vergleich zwischen beiden Armen erfolgen und zukünftig der Arm mit den höheren Werten genommen werden.

Wenn bei Ihnen ein Blutdruckunterschied zwischen dem linken und rechten Arm vorliegt, sollten Sie in Zukunft am Arm mit dem höheren Wert messen.

Blutdruckmessung bei Herzrhythmusstörungen

Ein spezielles Problem für die Blutdruckmessung stellen häufige Herzrhythmusstörungen dar, insbesondere das Vorhofflimmern, weil der Blutdruck von Herzschlag zu Herzschlag deutlich variieren kann. Die automatisch messenden Geräte liefern hierbei häufig ungenaue Werte. Es wird in diesen Fällen empfohlen, dreimal kurz nacheinander (die Pause von wenigstens zwei Minuten muss jedoch zwischen den Messungen eingehalten werden!) den Blutdruck zu messen und den Mittelwert aus den drei Messungen zu bestimmen.

Wann und wie häufig der Blutdruck gemessen werden sollte

Messen Sie Ihren Blutdruck zweimal am Tag zu etwa gleichen Zeiten, um besser den Verlauf Ihres Blutdrucks und die Fortschritte zu erkennen. Später, wenn Ihre Blutdruckeinstellung gut ist, können Sie auf zwei Messungen pro Woche übergehen. Diese sollten Sie allerdings beibehalten, um eventuelle Veränderungen Ihres Blutdrucks rechtzeitig zu erkennen. Messen Sie bitte auch morgens vor der Medikamenteneinnahme. Eine Möglichkeit ist die Messung morgens vor dem Frühstück und abends vor dem Abendbrot.

Die höchsten Blutdruckwerte werden meist morgens gemessen.

Frühmorgens werden häufig die höchsten Blutdruckwerte gemessen, da sich der Organismus auf die Tagesaktivität einstellt und der Sympathikus – darunter versteht man den Bereich des Nervensystems, der den Körper auf Leistung und Belastung vorbereitet – aktiviert wird. Sein Gegenspieler ist der Parasympathikus, der Anteil des Nervensystems also, der den Organismus auf Erholung und Entspannung einstellt und in der Nacht im Normalfall für eine Senkung des Blutdrucks sorgt. Bei Personen, die Blutdrucksenker nehmen, lässt die Wirkung der Medikation teilweise morgens nach.

Das Verhalten Ihres Blutdrucks bei und nach sportlicher Betätigung oder allgemein nach körperlicher Anstrengung ist zu berücksichtigen, um Fehldeutungen der Blutdruckwerte zu vermeiden. Während körperlicher Belastung steigt der Blutdruck an, vor allem der systolische (obere) Wert. Dabei können auch bei blutdruckgesunden Menschen leicht Werte von 160–200 mmHg erreicht werden. Dieser Blutdruckanstieg unter Belastung ist notwendig, um den höheren Sauerstoff- und Nährstoffbedarf der arbeitenden Muskulatur zu decken.

Der diastolische (untere) Wert bleibt bei Blutdruckgesunden unter Belastung weitgehend konstant, kann bei Menschen mit Bluthochdruck aber ebenfalls ansteigen. Nach der Belastung kommt es in der Regel zu einem Blutdruckabfall unterhalb der Blutdruckwerte, die vor der körperlichen Belastung bestanden. Dieser Blutdruckabfall, der bis zu 20/10 mmHg betragen und ein bis drei Stunden anhalten kann, hängt u. a. mit einer Gefäßweitstellung in der beanspruchten Muskulatur zusammen sowie mit einem erhöhten Tonus des parasympathischen Nervensystems, das den Organismus auf Erholung einstellt. Diese Blutdruckwerte nach Belastung sollten daher nicht für die Blutdruckverlaufskontrollen herangezogen werden, da sonst der Blutdruck zu niedrig eingeschätzt wird.

Blutdruckwerte unter Belastung und bis zu drei Stunden danach sollten nicht für Blutdruckverlaufskontrollen herangezogen werden.

Die täglichen Blutdruckmessungen können Sie auf verschiedene Weise dokumentieren. Entweder notieren Sie neben dem jeweiligen Datum einfach die Werte oder Sie tragen die Werte in eine Grafik ein. Für beide Möglichkeiten finden Sie jeweils einen Vordruck (siehe Anhang, Seite 161). Diesen sollten Sie sich in ausreichender Zahl kopieren. Falls Sie die Grafik benutzen möchten, was die übersichtlichere Methode ist, tragen Sie, wie im Beispiel unten, die Werte ein und verbinden Sie die systolischen (oberen) und diastolischen (unteren) Blutdruckwerte jeweils mit einer geraden Linie.

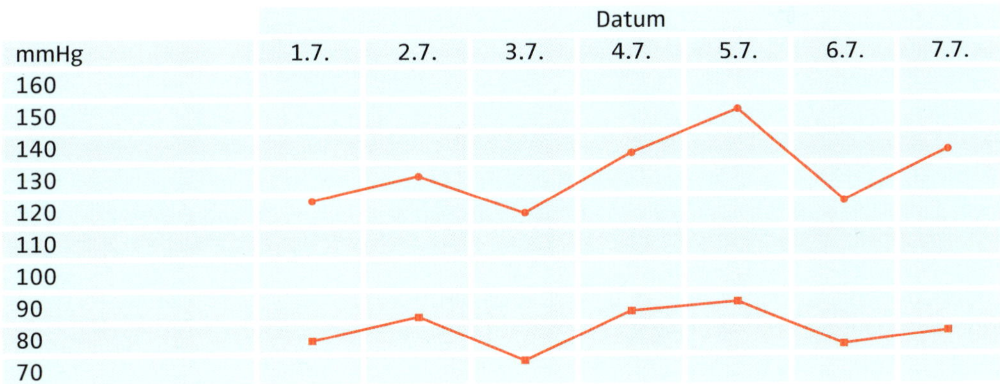

Datum	1.7.	2.7.	3.7.	4.7.	5.7.	6.7.	7.7.
systolischer Wert	126	134	122	141	154	126	143
diastolischer Wert	84	91	78	94	96	82	87
Puls	72	66	69	79	84	63	78

Das regelmäßige Dokumentieren Ihres Blutdrucks lässt die erzielten Erfolge gut sichtbar werden und steigert die Motivation.

Jede Messung wird in eine Spalte eingetragen. Der Vordruck beinhaltet 14 Spalten, sodass Sie bei zwei Messungen pro Tag 1 Woche auf einer Seite eintragen können, bei einer Messung pro Tag entsprechend zwei Wochen. Die Werte sollten nicht gerundet werden, das heißt, 124 mmHg wird nicht zu 120 mmHg abgerundet, sondern so eingetragen, wie Ihr Gerät den Wert angibt.

Im Beispiel auf Seite 39, das der Übersichtlichkeit halber mit weniger Spalten gewählt wurde, ist pro Tag ein Eintrag notiert. Unten sind die Werte notiert, oben wurden die Messdaten in die Grafik eingezeichnet und mit Linien verbunden. Der Puls steht ganz unten. Das entsprechende Datum wird in die entsprechende Zeile eingetragen.

Wer dies im Computer oder Handy dokumentieren möchte, kann es ebenso gut tun. Die Werte können Sie Ihrem behandelnden Arzt dann z. B. im Vorfeld mailen oder als USB-Stick zu den Besprechungen vorlegen.

Die Langzeit-Blutdruckmessung

Bei der Langzeit-Blutdruckmessung werden viele Blutdruckwerte zu verschiedenen Zeiten gemessen, durch die sich der Arzt ein genaues Bild von Blutdruckverhalten und Blutdruckhöhe machen kann.

Bei der Langzeit-Blutdruckmessung wird Ihnen beim Arzt ein kleines, tragbares Gerät für 24 Stunden angelegt, das den Blutdruck automatisch misst: tagsüber meistens alle 15 Minuten und nachts zwischen 22 und 7 Uhr alle 30 Minuten. Die gemessenen Werte sind im Gerät gespeichert und werden beim Arzt ausgedruckt und ausgewertet. Hierfür sollten mindestens 60 Messwerte vorliegen.

Falls Sie einmal den Begriff ABDM hören, ist damit ebenfalls die Langzeit-Blutdruckmessung gemeint. Allerdings ist diese Abkürzung für „ambulantes Blutdruckmonitoring" nicht sehr zutreffend, da die Messung nicht zwangsläufig nur ambulant durchgeführt wird. Entscheidend ist nicht die „ambulante", sondern die „Langzeit"-Messung.

Da viele Blutdruckwerte zu verschiedenen Zeiten gemessen werden, erhält der Arzt ein wesentlich genaueres Bild des Blutdruckverhaltens und der Blutdruckhöhe, als es wenige Einzelmessungen erlauben. Deshalb bildet die Blutdrucklangzeitmessung eine sehr wertvolle Methode sowohl für die Diagnose des Bluthochdrucks als auch für die Kontrolle unter der Behandlung. Auch die nächtlichen Blutdruckmessungen liefern sehr wichtige Informationen zum Blutdruck und zu dessen Einstellung.

Im Normalfall ist es nicht erforderlich, die Blutdruckmedikamente morgens und abends einzunehmen. Auch nach neueren Erkenntnissen kann die Blutdruckmedikation in den meisten Fällen allein morgens eingenommen werden. Ausnahmen können aber sinnvoll sein, wenn z. B. nachts in der Langzeitmessung erhöhte Werte vorliegen, tagsüber aber normale. Ebenso kann bei einer größeren Anzahl an Medikamenten eine Aufteilung sehr sinnvoll sein, um abrupte Blutdrucksenkungen nach der Medikamenteneinnahme zu vermeiden. Diese speziellen Aspekte stimmen Sie am besten mit dem behandelnden Arzt ab.

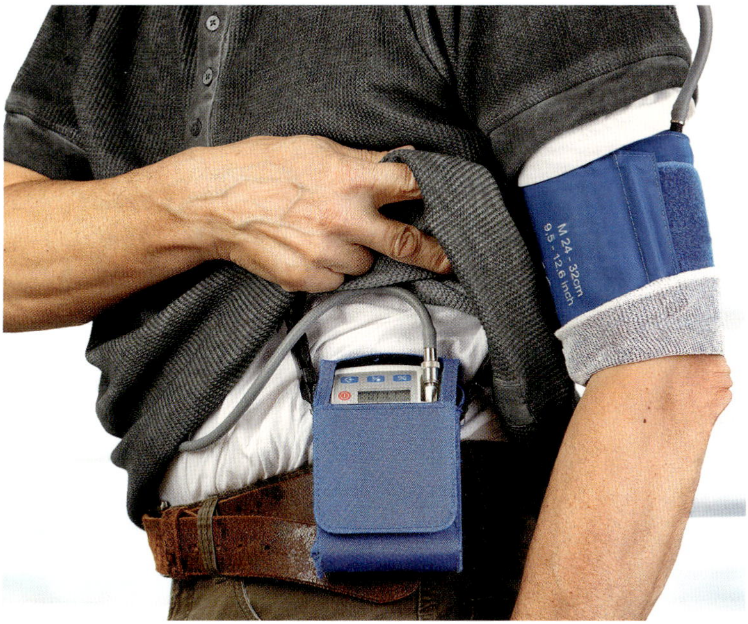

Bei der Langzeit-Blutdruckmessung wird Ihnen beim Arzt ein kleines, tragbares Gerät für 24 Stunden angelegt.

Auch die „Weißkittel-Hypertonie“ (siehe Seite 23) bei Menschen, die sonst normale Blutdruckwerte aufweisen, oder umgekehrt ein in der Praxis normaler Blutdruck bei ansonsten erhöhten Werten lässt sich mit der Blutdruck-Langzeitmessung feststellen.

Die Langzeitblutdruckmessung deckt nächtliche Blutdruckanstiege auf, die den üblichen Messungen entgehen.

Oft haben Betroffene Bedenken, dass die Nachtruhe durch die regelmäßigen Blutdruckmessungen gestört wird und damit eventuell auch der nächtliche Blutdruck höher ausfallen könnte. Aus Erfahrung kann man sagen, dass die meisten Menschen (etwa 90%) recht wenig durch die nächtlichen Messungen gestört werden. Und da die Normwerte für die Blutdruckwerte in der Nacht unter diesen Bedingungen bei sehr vielen Menschen erstellt wurden, sind die gemessenen nächtlichen Blutdruckwerte aussagekräftig.

Übrigens liegen die Normalwerte bei der Langzeitmessung niedriger als bei den einzelnen Blutdruck-Selbstmessungen. Der Tagesmittelwert sollte unter 135/85 mmHg, der Nachtmittelwert unter 120/70 mmHg und der Gesamtmittelwert unterhalb von 130/80 mmHg liegen. Dies sind Erfahrungswerte, die sich aus den Messungen bei vielen tausend Betroffenen herausgestellt haben.

Die unterschiedlichen Normwerte für den Blutdruck müssen natürlich immer berücksichtigt werden: Zusammenfassend beträgt also die Obergrenze für den Blutdruck bei der Messung in der Arztpraxis 140/90 mmHg, bei der Selbstmessung 135/85 mmHg und bei der Langzeitblutdruckmessung für den Gesamtdurchschnitt 130/80 mmHg.

Wenn bei Ihnen eine Blutdrucklangzeitmessung durchgeführt wird, sollten Sie sich einige Notizen über den Tagesablauf machen, z. B. wann Sie sich körperlich belasten, um diese Ereignisse später mit dem Blutdruckverlauf in Verbindung zu setzen. Der Tagesablauf sollte am Tag der Messung einem normalen Tag entsprechen, damit die gemessenen Werte möglichst realistisch den Blutdruckverlauf wiedergeben. Sie sollten den Messtag nicht besonders ruhig verbringen, da dies zu niedrige Blutdruckwerte ergeben würde.

Schritt 2 – Blutdruck senken durch Bewegung

Wie Bewegung bei der Blutdrucksenkung hilft

Körperliche Aktivität gehört zu den wirkungsvollsten Maßnahmen, um die Leistungsfähigkeit und Fitness in jedem Alter zu erhalten und zu verbessern. Zwar wissen die meisten Menschen, dass regelmäßige körperliche Betätigung allgemein für die Gesundheit förderlich ist, bei Personen mit erhöhtem Blutdruck schlägt sich Bewegung darüber hinaus aber direkt in einer Blutdrucksenkung nieder. Im Durchschnitt ist durch körperliche Betätigung eine Absenkung des Blutdrucks von im Mittel etwa 7 mmHg für den oberen Wert (systolisch) und 6 mmHg für den unteren Wert (diastolisch) zu erwarten. Mitunter werden noch deutlich stärkere Blutdrucksenkungen beobachtet.

Regelmäßige körperliche Betätigung senkt den Blutdruck im Durchschnitt um 7/6 mmHg.

Um den Blutdruck zu senken und viele andere Vorteile für die Gesundheit zu erzielen, müssen Sie kein anstrengendes Training absolvieren. Im Vordergrund steht die regelmäßige Bewegung, die mit Spaß und Freude betrieben werden sollte. Wer gerne Sport treibt, kann natürlich auch auf diese Weise aktiv bleiben oder werden. Für den Blutdruck ist dies wunderbar. Wer sich aber stattdessen lieber bei mäßiger Intensität bewegt, z. B. durch Gehen, Fahrradfahren etc., kann auch damit sehr gute Erfolge für die Gesundheit, Fitness und Blutdrucksenkung erzielen.

Diese Blutdrucksenkung beginnt bei den meisten Menschen drei bis zwölf Wochen nach Trainingsbeginn. Etwas Geduld ist daher angebracht, aber es lohnt sich, denn die positiven Auswirkungen regelmäßiger körperlicher Betätigung beschränken sich nicht auf die Blutdrucksenkung. Das Wohlbefinden wird sofort gesteigert, und wer abnehmen möchte, sieht durch Aktivität jeder Art ebenfalls sehr schnell Erfolge.

Bewegung hilft enorm, abzunehmen und ein gesundes Gewicht zu halten.

Regelmäßige körperliche Bewegung verbessert die Blutfette, indem das gute HDL-Cholesterin ansteigt und die schädlichen Fette (Triglyzeride) sinken. Schließlich wird die Muskulatur gekräftigt und über bestimmte freigesetzte Botenstoffe, die Endorphine, die Stimmung angehoben, sodass Menschen, die regelmäßig körperlich aktiv sind, häufig auch in Alltag und Beruf mehr Energie aufweisen und insgesamt ausgeglichener wirken. Daneben können Sie sich schon bald nach Trainingsbeginn über eine sich stetig verbessernde Kondition freuen. Dass regelmäßige körperliche Betätigung bei Bluthochdruck im Endeffekt das Risiko für Herz-Kreislauf-Erkrankungen senkt, ist nach all den beschriebenen positiven Effekten nicht verwunderlich und wurde in wissenschaftlichen Untersuchungen vielfach nachgewiesen.

Wichtige Motive für regelmäßige körperliche Aktivität

- Einen guten Blutdruck zu erzielen und damit die Gesundheit dauerhaft zu verbessern und zu erhalten,
- weniger Blutdruckmedikamente auf Dauer einzunehmen oder sogar ohne solche auszukommen,
- das Körpergewicht zu normalisieren und zu halten,
- das Wohlbefinden und die persönliche Leistungsfähigkeit zu steigern,
- mehr körperliche Ausdauer zu bekommen,
- die Muskulatur und den Knochenaufbau zu kräftigen,
- das Selbstbewusstsein zu stärken,
- die Stimmung zu verbessern,
- das Risiko für einen Herzinfarkt oder Schlaganfall etwa um ein Viertel zu senken.

Nicht nur für das Bewegungstraining, sondern für alle in diesem Buch beschriebenen Änderungen Ihres bisherigen Lebensstils gilt, dass Sie eine gehörige Portion Selbstdisziplin und Motivation aufbringen müssen, um diese dauerhaft beizubehalten. Nach einer anfänglichen hohen Motivation ist die Gefahr groß, irgendwann in den Bemühungen nachzulassen. Dies ist nur allzu menschlich und lässt sich am besten vermeiden, indem Sie sich von Anfang an dieser Gefahr bewusst sind und sich fortlaufend die Gründe vor Augen führen, an dem Erlernten festzuhalten. Sobald sich Fortschritte einstellen, steigt die Motivation und mit der Zeit werden Ihnen die neuen, gesunden Lebensgewohnheiten verinnerlicht und zur Selbstverständlichkeit.

Wie viel Bewegung ist genug?

Statistisch gesehen erhalten wir für jede Stunde, die wir körperlich trainieren, mehr als zwei Stunden an Lebensverlängerung dazu, und das bei besserer Gesundheit und Fitness. Zur Blutdrucksenkung wird als Mindestmaß empfohlen, sich an fünf Tagen pro Woche jeweils 30 Minuten körperlich zu betätigen. Es empfiehlt sich, feste Zeiten für diese Aktivität zu einzuplanen, z. B. abends von 18 bis 18:30 Uhr. Wenn Sie an einigen Tagen 45 bis 60 Minuten aktiv werden, umso besser. Wer keine 30 Minuten am Stück trainieren kann oder möchte, kann die Zeit bei gutem Effekt auf zweimal 15 Minuten (z. B. morgens und abends) aufteilen.

> Wer keine 30 Minuten am Stück trainieren kann, kann die Zeit bei gutem Effekt auf zweimal 15 Minuten aufteilen.

Sie können Ihre Motivation darüber hinaus steigern, indem Sie mit einer Freundin, dem Nachbarn oder mit dem Lebenspartner Sport treiben. Häufigere Bewegungseinheiten sind natürlich erlaubt und günstig, wobei Sie aber mit den genannten Zeiten schon sehr gute Effekte erzielen werden. Jede Bewegungseinheit, die Sie durchführen, ist von Nutzen!

> Jede Bewegungseinheit, die Sie durchführen, ist von Nutzen und auf alle Fälle besser als gar keine.

Ein „Alles-oder-nichts“-Phänomen gibt es übrigens nicht. Wer nicht an einem Tag 30 Minuten Bewegung am Stück einrichten kann, sollte sich stattdessen zweimal 15 Minuten körperlich betätigen, z. B. mit einem strammen Spaziergang morgens vor der Arbeit und einem zweiten nach Feierabend. Die kleinste sinnvolle Bewegungseinheit beträgt zehn Minuten, besser 15 Minuten, da bei kürzeren Einheiten die erforderlichen Stoffwechselvorgänge nicht in Gang gesetzt werden. Jede Bewegungseinheit ist immer von Nutzen und auf alle Fälle besser als gar keine.

Bei Blutdruckwerten in Ruhe über 180 mmHg systolisch oder 105 mmHg diastolisch sollten Sie mit intensiverer körperlicher Aktivität erst beginnen, wenn Ihr Blutdruck angemessen behandelt und kontrolliert ist. Vor Beginn eines intensiveren Trainingsprogramms, das heißt, wenn Sie vorhaben, mit einem Sport zu starten, sollten Sie eine Untersuchung mit Belastungs-EKG bei Ihrem Hausarzt vornehmen lassen. Beim Belastungs-EKG wird unter anderem auf Ihr Blutdruckverhalten während der Belastung geachtet und die maximale Leistung in Watt ermittelt.

Die kleinste sinnvolle Bewegungseinheit beträgt zehn Minuten, besser 15 Minuten.

Diese kann verwendet werden, um Ihre optimale Belastung bei Ihrer körperlichen Aktivität genauer zu ermitteln. Da ein Belastungs-EKG vor Beginn einer sportlichen Betätigung bei Bluthochdruck notwendig ist, kann bei dieser Gelegenheit die bei Ihren Bewegungseinheiten empfohlene Belastung gleich mitbestimmt werden, sodass Sie Ihr Training noch effizienter und sicherer durchführen können.

Für Ihre regelmäßige körperliche Betätigung können Sie 50–65% Ihrer im Belastungs-EKG erreichten maximalen Leistung in Watt anpeilen. Diese Wattzahl können Sie anhand der Herzfrequenz (Puls) sehr einfach einhalten.

Falls Sie z. B. beim Belastungs-EKG maximal 150 Watt erreichen, wären 50–65% davon 75 bis knapp 100 Watt. Wenn beim Belastungs-EKG bei 75 Watt ein Puls von 110 und bei 100 Watt ein Puls von 125 pro Minute bestimmt wurde, läge Ihr Zielpuls beim Training somit bei 110–125 pro Minute. Bei dieser Herzfrequenz sollte auch beim Belastungs-EKG kein übermäßiger Blutdruckanstieg zu verzeichnen sein. Andernfalls muss die Leistungszahl niedriger bemessen werden, sodass Ihr Blutdruck in einem akzeptablen Bereich bleibt.

Unter Belastung steigt der Blutdruck im Normalfall zwar an, genauso wie die Herzfrequenz, um den notwendigen höheren

Blutfluss in der arbeitenden Muskulatur zu erreichen. Der Anstieg sollte allerdings nicht übermäßig ausfallen. Als Richtschnur gilt, dass der systolische Blutdruck bei 100 Watt unter 200 mmHg liegen sollte.

Häufiger wird eine Belastungs-Herzfrequenz von 180 minus Lebensalter für ein Kreislauftraining empfohlen. Diese stimmt allerdings bei vielen Menschen nicht mit dem Zielbereich überein, da der Pulsanstieg auch bei Menschen gleichen Alters sehr unterschiedlich ausfallen kann. Während sich ein 50-Jähriger mit einem Puls von 130 unter Umständen bereits in einer zu hohen Belastungszone befinden kann, entspricht für einen anderen Menschen gleichen Alters diese Pulszahl eventuell einer eher zu niedrigen Belastung. Ganz unbrauchbar ist diese Faustregel, wenn bestimmte Medikamente wie beispielsweise Betablocker eingenommen werden, da diese den Puls in Ruhe und unter Belastung deutlich senken können.

> Wer bei seiner regelmäßigen Aktivität eine leichte Anstrengung verspürt und dabei nicht außer Atem gerät, liegt meistens richtig.

Mit dem bekannten Grundsatz „Laufen ohne Schnaufen“ können Sie somit grob Ihre Belastung dosieren und liegen meistens im Zielbereich, um Ihre Gesundheit ohne falschen Ehrgeiz zu steigern.

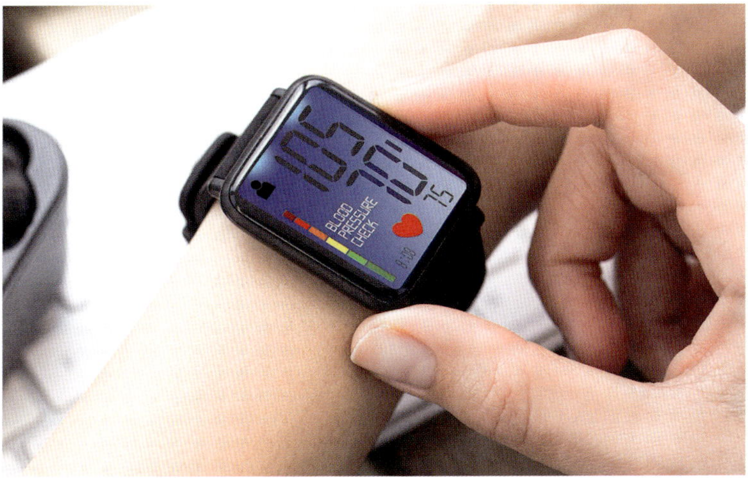

Mithilfe einer Pulsuhr bleiben Sie problemlos im Zielbreich.

Die Pulsmessung

In den ersten vier Wochen, während sich Ihr Organismus an die regelmäßige körperliche Bewegung gewöhnt, sollten Sie die Belastung eher niedrig wählen. Die richtige Belastung ermitteln Sie mithilfe des Pulses. Sie können ihn leicht am Handgelenk oder am Hals fühlen. Am besten messen Sie über 15 Sekunden und multiplizieren den Wert mit 4, sodass Sie den Minutenpuls erhalten. Die Pulsmessung sollten Sie üben, um sie auch beim Training sicher zu beherrschen.

Eine gute Hilfe sind Pulsuhren, die automatisch den Puls anzeigen, sodass Sie ihn ständig im Zielbereich halten können. Dabei wird der Messgurt, der den Puls misst, am Brustkorb befestigt und die Pulswerte an die Uhr gesendet. Ihre persönliche Ziel-Herzfrequenz lässt sich an der Uhr einstellen. Sobald Sie Ihren Puls-Zielbereich verlassen, meldet dies die Uhr mit einem Ton. Eine einfache Pulsuhr mit diesen Funktionen reicht dabei für diese Zwecke völlig aus und ist für ca. 50 Euro im Handel erhältlich. Wer seine Bewegungseinheiten etwas sportlicher gestalten möchte, ist mit einer solchen Pulsmessuhr gut beraten.

Auch ohne stärkere Anstrengung bewirkt die regelmäßige körperliche Betätigung eine Blutdrucksenkung. Schon eine Aktivität mit leichter bis mäßiger Intensität senkt den Blutdruck effektiv.

Wer lieber beim herkömmlichen Pulsmessen bleiben möchte, kann es allerdings genauso tun. Die Pulsmessung kann am Handgelenk an der Daumenseite, bei Rechtshändern am besten mit Zeige-, Mittel- und Ringfinger der rechten Hand, bei Linkshändern umgekehrt, durchgeführt werden. Vor allem, wenn bei Ihnen der Puls an dieser Stelle nur schwach tastbar ist, können Sie den Puls auch an der Halsseite direkt vor dem kräftigen Muskel, der seitlich am Hals verläuft, messen.

Für einfaches, wenn auch flottes Spazierengehen ist eine Pulsmessung entbehrlich, da es nicht zu einem stärkeren Pulsanstieg kommt.

Beeinflussen Medikamente die körperliche Aktivität und Belastbarkeit?

Von den unterschiedlichen Blutdruckmedikamenten (siehe Seite 149) haben die häufig eingesetzten Präparate aus der Gruppe der ACE-Hemmer, AT-II-Antagonisten und Kalziumantagonisten keinen Einfluss auf die Leistungsfähigkeit.

Einige Blutdruckmedikamente nehmen jedoch Einfluss auf die Leistungsfähigkeit. Bei den Medikamenten aus der Gruppe der Diuretika, also den entwässernden Blutdruckmitteln, sind starke Flüssigkeitsverluste unter Belastung zu vermeiden, um insbesondere einem Mangel an Kalium und Magnesium vorzubeugen. Im Zweifel oder wenn Sie stark schwitzen, sollten Sie Ihren Arzt konsultieren, ob bei Ihnen gegebenenfalls ein Wechsel auf eines der oben genannten anderen Mittel möglich ist. Gegebenenfalls kann die Konzentration dieser Stoffe (sogenannte Elektrolyte) im Blut gemessen werden.

Betablocker stören in der Regel bei mäßiger körperlicher Bewegung nicht. Bei intensiverer sportlicher Aktivität können sie unter Umständen die Leistungsfähigkeit einschränken, denn sie „bremsen" Herz und Kreislauf und verhindern auch das Freisetzen von Energieträgern wie Kohlenhydrate und Fette.

Bei den selektiven Betablockern, die heute hauptsächlich zum Einsatz kommen, sind diese Effekte deutlich schwächer ausgeprägt als bei den früheren nicht-selektiven Betablockern. Da Sie keine sportlichen Höchstleistungen anstreben, wird Ihnen die Betablocker-Einnahme in aller Regel keine besonderen Schwierigkeiten beim Training bereiten. Andernfalls sollten Sie mit Ihrem Arzt über Alternativen sprechen. Bei der Ermittlung der Ziel-Herzfrequenz im Belastungs-EKG ist zu berücksichtigen, dass der Pulsanstieg unter Betablockern geringer ausfällt. Wenn eine Betablocker-Behandlung begonnen wird, sollte die Ziel-Herzfrequenz neu bestimmt werden, da sie dann niedriger liegen wird als zuvor.

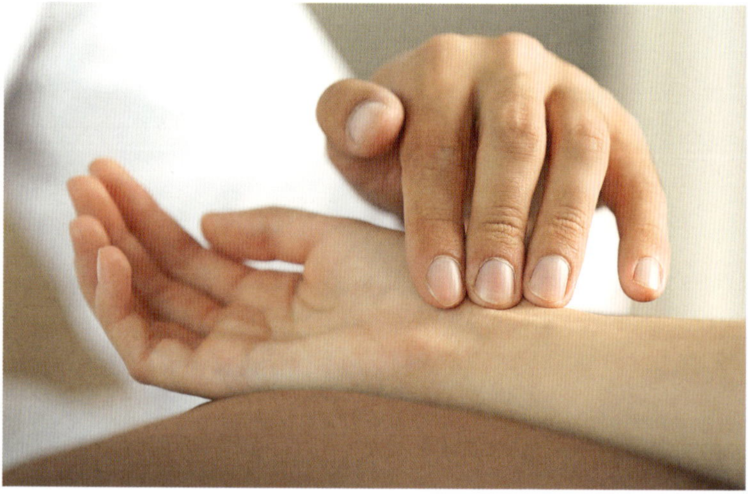

Die Pulsmessung am Handgelenk erfolgt mit dem Zeige-, Mittel- und Ringfinger.

Welche Bewegungsarten sich empfehlen

Es gibt viele Möglichkeiten, durch Bewegung den Blutdruck zu senken. Hierbei sind individuelle Gegebenheiten wie das Alter, die allgemeine Fitness, eventuelle weitere Erkrankungen, das Körpergewicht, aber auch persönliche Vorlieben mit zu berücksichtigen.

Spazierengehen

Um den Blutdruck zu senken, müssen Sie keine besondere Sportart beherrschen.

Um den Blutdruck zu senken und die vielen weiteren Vorteile regelmäßiger körperlicher Betätigung zu nutzen, müssen Sie kein sportlicher Typ sein und auch keine besondere Sportart beherrschen. Ich rate vielen Betroffenen, vor allem auch älteren und bislang weitgehend inaktiven Personen, zunächst einfach mit regelmäßigem, etwas schnellerem Spazierengehen mindestens fünfmal wöchentlich für jeweils mindestens 30 Minuten zu beginnen. So kann sich Ihr Körper an die regelmäßige Aktivität gewöhnen, Sie bauen allmählich die Bewegungseinheiten in Ihren Zeitplan ein und können sofort ohne besondere Vorbereitung anfangen.

Später, etwa nach vier Wochen, können Sie, wenn Sie sich leistungsfähiger fühlen, die Intensität steigern und auf Walking übergehen. Bleiben Sie aber beim regelmäßigen strammen Spazieren – ist dies, vor allem wenn Sie älter sind und keine andere Bewegungsform probieren möchten, in Ordnung und absolut ausreichend. Falls Sie mit der Zeit dabei noch etwas schneller werden oder ab und zu etwas längere Zeiten wählen, können Sie sich ebenfalls steigern und Ihre Leistungsfähigkeit so verbessern.

Walking

Eine Bewegungsart, die sich ganz besonders eignet, da sie von nahezu allen Menschen und in jedem Alter ohne speziellen Aufwand durchgeführt werden kann, ist das Walking, eine Form des schnellen Gehens, bei dem der Kreislauf in Schwung gebracht und trainiert wird. Daher ist sie vor allem für diejenigen geeignet, die bislang entweder keinen regelmäßigen Sport getrieben haben oder aber eine weitere gesunde Sportart suchen, um Ihren Blutdruck zu senken und Ihre Gesundheit sowie Fitness dauerhaft zu verbessern.

Im Unterschied zum einfachen Spazierengehen werden beim Walken die Oberarme mit eingesetzt und es wird eine spezielle Gehtechnik angewandt. Wenn Sie zunächst mit dem schnelleren Spazieren beginnen wollen, ist ein Wechsel auf das Walking nach etwa vier Wochen zu empfehlen, denn die Bewegung ist intensiver und spricht mehr Muskelgruppen an als das bloße Spazierengehen.

Beim Walking wird zudem ein Kalorienverbrauch von ca. 300–400 kcal pro Stunde erzielt, der zusätzlich beim Abnehmen hilft, falls dies bei Ihnen notwendig bzw. erwünscht ist. Zudem steigern Sie schon bald Ihre Leistungsfähigkeit und bauen Stress und innere Spannung ab.

> Walking erzielt einen Energieverbrauch von ca. 300–400 kcal pro Stunde – je nach Tempo.

Zum Walken brauchen Sie zunächst nur passende Schuhe. Am besten geeignet sind Walkingschuhe, die Sie im Sportgeschäft erhalten. Wenn Sie Joggingschuhe besitzen, können Sie auch diese benutzen. Die Kleidung sollte der Witterung angepasst und bequem sein, z. B. eine Jogginghose und ein Sweatshirt, bei wärmeren Temperaturen ein T-Shirt und gegebenenfalls eine kurze Hose.

Bei Regen können Sie mit einer atmungsaktiven Regenjacke ebenso losgehen.

Eine Variante des Walkings ist das Nordic Walking, bei dem mit ähnlichen Gehstöcken wie beim Skifahren ein Teil des Körpergewichts abgefangen wird. Das Nordic Walking setzt also die Arme noch stärker ein und gibt etwas mehr Trittsicherheit. Es lässt sich schnell am besten in einem Kurs lernen, wie sie von den Volkshochschulen, Krankenkassen und auch von vielen Sportvereinen angeboten werden.

Walking-Technik Teil I

Durch eine gute Technik lässt sich die Wirkung beim Walking steigern und die Gelenke werden geschont. Es ist sinnvoll, zunächst die folgenden drei Punkte umzusetzen und erst wenn Sie diese automatisch, quasi „im Schlaf" einsetzen, den kompletten Bewegungsablauf einzuüben. Wenn man alles auf einmal versucht, werden meist nicht alle Vorgaben beachtet und es schleifen sich ungünstige Abläufe ein.

Beachten Sie in der ersten Woche zunächst nur die folgenden drei Punkte zur Walking-Technik:

1. Beginnen Sie, indem Sie den Körper aufrichten und den Po etwas anspannen. Der Brustkorb wird angehoben.
2. Rollen Sie die Füße gut ab.
3. Das jeweils vorne aufgesetzte Bein bleibt etwas im Knie gebeugt und wird nicht ganz durchgestreckt.

Die ersten fünf Minuten sollten Sie zum Aufwärmen in langsamerem Tempo walken. Gehen Sie anschließend 20 Minuten in zügigem Tempo, ohne außer Atem zu geraten. Sie sollten sich dabei noch gut unterhalten können, dann ist Ihr Tempo in der Regel richtig. Zum Schluss gehen Sie fünf Minuten in langsamem Tempo weiter.

Um schneller zu werden, steigern Sie die Schrittfrequenz, nicht aber die Schrittlänge. Es ist schonender für die Gelenke, häufigere Schritte zu machen.

Walken Sie eine Woche so, bevor Sie zu Teil II der Walking-Technik übergehen. Wenn Sie seit Längerem nicht mehr körperlich aktiv waren, sollten Sie das Training langsam aufbauen, um dem Körper die Anpassung an die regelmäßige körperliche Belastung zu ermöglichen. Sie können dabei nach folgendem Trainingsprogramm vorgehen:

Beispiel Walking-Trainingsprogramm

WOCHE	AUFWÄRMEN	TRAINING	ABKÜHLEN	GESAMTZEIT
1	5 Min.	5 Min. walken, dann 5 Min. gehen	5 Min.	20
2	5 Min.	7 Min. walken, dann 7 Min. gehen	5 Min.	24
3	5 Min.	5 Min. walken, dann 5 Min. gehen, 1 x wdh.	5 Min.	30
4	5 Min.	6 Min. walken, dann 4 Min. gehen, 1 x wdh.	5 Min.	30
5	5 Min.	7 Min. walken, dann 3 Min. gehen, 1 x wdh.	5 Min.	30
6	5 Min.	8 Min. walken, dann 2 Min. gehen, 1 x wdh.	5 Min.	30
7	5 Min.	20 Min. walken	5 Min.	30

Ab der achten Woche können Sie, falls Sie länger walken möchten, die Trainingszeit um fünf Minuten pro Woche verlängern, bis Sie die angestrebte Trainingszeit erreicht haben.

Nach einer Woche sind Sie so weit, dass Sie die ersten drei Technikpunkte automatisch einsetzen und anfangen können, nun auch die Arme einzusetzen.

Walking-Technik Teil II

Nun haben Sie sich die Grundlagen des Walkings angeeignet und können Ihr Training noch effektiver gestalten, indem Sie aktiv die Armbewegung hinzunehmen. Dabei wird zusätzlich die Schulter- und Rückenmuskulatur beansprucht, was den Trainingseffekt steigert. So trainieren Sie die Oberkörpermuskulatur mit und können Verspannungen entgegenwirken.

Ergänzen Sie nun Ihre Walking-Technik um die folgenden Punkte, um Ihre Bewegungseinheiten noch effektiver zu gestalten:

- Die Arme sollten im Ellenbogen angewinkelt, aber nicht mehr als rechtwinklig sein. Die Arme schwingen nun locker wie Pendel beim Walken mit. Dabei werden jeweils der rechte Arm und das linke Bein bzw. der linke Arm und das rechte Bein nach vorne bewegt, also gegengleich.
- Die Schultern hängen locker herab.

Beachten Sie weiterhin die bereits erlernten Techniken. Rollen Sie weiter die Füße gut ab und lassen Sie das vorne aufgesetzte Bein im Knie etwas gebeugt.

Ergometertraining

Ergometertraining: eine gute und zeitsparende Alternative auch im Winter.

Das Ergometertraining ist gelenkschonend und hat den zusätzlichen Vorteil, dass Sie besonders in der Winterzeit, wenn es früh dunkel wird, nach Feierabend problemlos trainieren können. Für Menschen, die sich – noch – wenig belasten können, beispielsweise aufgrund eines Trainingsmangels, bietet das Ergometer den Vorteil, auch eine sehr geringe Belastungsstufe genau einstellen zu können.

Damit keine Langeweile aufkommt, können Sie beim Ergometerfahren z. B. Radio oder Musik hören oder sogar fernsehen. Dies beeinträchtigt das Training nicht, solange Sie sich weiterhin auf das Training konzentrieren und die Ziel-Herzfrequenz aufrechterhalten.

Geeignete Ergometer sollten eine Wirbelstrombremse aufweisen und damit eine genaue Einstellung der Wattzahl ermöglichen. Beim Kauf ist auf die gut leserliche Anzeige der Pulszahl, Wattzahl und der Trainingszeit zu achten.

Die ersten 14 Tage sollten Sie, um dem Organismus die Gewöhnung an das regelmäßige Training zu erleichtern, lediglich etwa 50–55 % der maximalen Herzfrequenz anstreben. Anschließend sollte die Ziel-Herzfrequenz auf 55–65 % gesteigert werden.

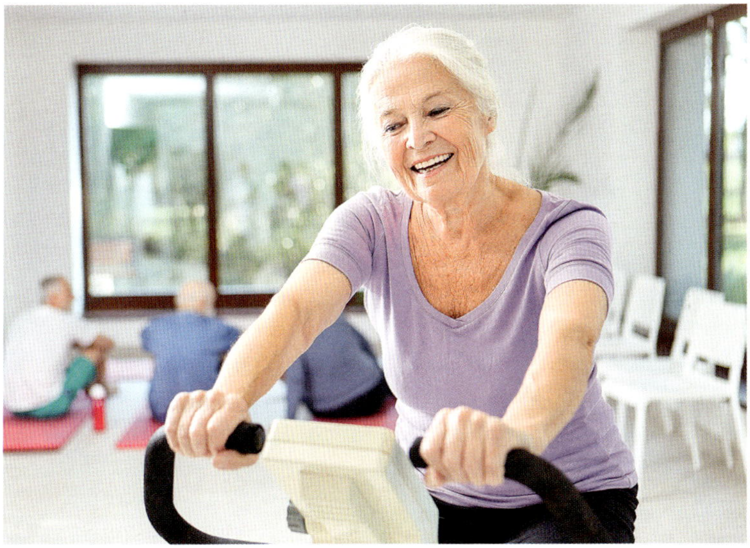

Mit Ergometertraining können auch Menschen einsteigen, die noch nicht so trainiert sind.

Schwimmen

Achten Sie beim Schwimmen auf eine ausreichende Wassertemperatur über 27 Grad Celsius; wenn möglich, sollte sie bei etwa 30 Grad liegen. Bei niedrigeren Temperaturen verengen sich die Blutgefäße, um den Wärmeverlust im Körper zu beschränken. Dies geht mit einem Blutdruckanstieg einher, was bei Bluthochdruck problematisch sein kann. Dasselbe gilt auch, wenn Sie eine Herzerkrankung haben.

Sie profitieren am meisten, wenn Sie sich regelmäßig körperlich betätigen, ohne sich dabei übermäßig anzustrengen.

Legen Sie regelmäßig kurze Pausen ein, in denen Sie Ihren Puls kontrollieren. Dazu kann entweder die Schwimmbaduhr verwendet werden, falls sie einen Sekundenzeiger aufweist und gut erkennbar ist, ansonsten können Sie den Puls mittels einer wasserdichten Uhr mit Sekundenanzeige messen. Für den Anfang empfehle ich Ihnen, im Wechsel fünf Minuten in mäßigem Tempo zu schwimmen und danach eine Pause von einer Minute zum Pulsmessen zu machen. Wöchentlich können Sie die Schwimmphasen um zwei Minuten verlängern.

Fahrradfahren

Fahrradfahren lässt sich ähnlich wie beim Ergometer gut dosieren und eignet sich hervorragend für alle Alters- und Fitnessstufen. Um sportlicher zu fahren, sollte die Pulsfrequenz in den ersten 14 Tagen lediglich bis etwa 50–55 % der maximalen Herzfrequenz, die beim Belastungs-EKG erreicht wurde, erhöht werden. Danach kann sie auf 55–65 % gesteigert werden. Wer das Fahrrad außerdem für alltägliche Fahrten, z. B. zum Einkaufen, zum Arbeitsplatz etc. einsetzt, kommt leicht auf zusätzliche Bewegungseinheiten.

Der Kalorienverbrauch kann sich dabei sehen lassen: im gemütlichen Tempo von 15–18 km/h werden ca. 300 kcal verbraucht, bei ca. 20 km/h schon etwa 500 kcal und bei 25 km/h etwa 700 kcal pro Stunde.

Joggen

Für sportliche Personen sind auch andere Ausdauersportarten wie Inline-Skating oder Langlauf geeignet.

Joggen eignet sich gut, wenn Sie bereits über eine gewisse Fitness verfügen – zumindest sollte eine Belastbarkeit von 75 Watt problemlos möglich sein. Dies stellt Ihr Arzt bei der Eingangsuntersuchung fest. Bei höherem Übergewicht oder Gelenkproblemen sind Sportarten wie Fahrradfahren, Schwimmen, gegebenenfalls Nordic-Walking günstiger, da hierbei die Gelenke weniger beansprucht werden.

Beim Jogging sollten Sie anfangs im Wechsel fünf Minuten joggen und zwei Minuten schneller gehen oder walken, um den Körper allmählich an das Laufen zu gewöhnen. Wöchentlich können Sie die Joggingphasen um zwei Minuten verlängern, bis Sie die angestrebte Zeit problemlos am Stück laufen können.

Ungeeignete Sportarten

Zunächst zum Blutdrucksenken nicht speziell zu empfehlen sind Sportarten, bei denen hohe und schwer begrenzbare Belastungsspitzen auftreten, die mit hohen Blutdruckanstiegen einhergehen können. Dazu zählen z. B. Fußball, Handball, Basketball, Volleyball oder Squash. Natürlich machen diese Sportarten Spaß und sind gesellig. Wenn es aber um Blutdrucksenkung und Kreislauftraining geht, sind Sportarten günstiger, bei denen eine gut dosierbare Belastung konstant aufrechterhalten wird, denn kurze Belastungsspitzen erreichen nicht den optimalen Trainingseffekt. Eine Ausnahme gilt nur, wenn Sie bereits seit längerer Zeit regelmäßig eine solche Sportart betreiben und Ihr Blutdruck gut eingestellt ist.

> Geeignet sind Sportarten mit mäßiger Ausdauerbelastung und ohne hohe Belastungsspitzen.

Ganz vermeiden sollten Sie Sportarten, die mit kurzen extremen Belastungen einhergehen, etwa Gewichtheben, bei dem sehr hohe Blutdruckspitzen auftreten können. Ebenso ungünstig bei Bluthochdruck sind: Bodybuilding mit höheren Gewichten, Ringen, Tauchen, Surfen, Klettern, Diskus- und Speerwerfen und Ähnliches.

> Sportarten, die mit kurzen, extremen Belastungen einhergehen, sollten Sie vermeiden.

Gegen ein Kraftausdauertraining ohne hohe Kurzzeitbelastungen und mit häufigen Wiederholungszahlen ist dagegen nichts einzuwenden. Auch dosierter Kraftsport, bei dem gezielt die Muskulatur trainiert wird, steht dem Ausdauersport in der Gesundheitsvorsorge nicht nach und ist auch zur Blutdrucksenkung geeignet. Er hat den großen Vorteil, dem Muskel- und Kraftverlust, der mit zunehmendem Alter eintritt, vorzubeugen. Eine Muskelkräftigung ist in jedem Alter möglich. Die erreichte höhere Muskelmasse hilft durch den Mehrverbrauch an Kalorien, ein normales Körpergewicht zu erreichen und zu halten. Zu achten ist auf eine gute Technik der Bewegungen, um Verletzungen vorzubeugen. Die Gewichte sollten für Sie gut zu bewältigen sein und am Anfang ca. 15–20 Wiederholungen ermöglichen. Der Effekt ist am größten, wenn große Muskelgruppen gezielt trainiert werden.

Nachdem in der jüngeren Zeit die Zahl an Fitnessstudios rasant zugenommen hat, bieten sich oft Möglichkeiten in der Nähe. Längst sind Fitnessstudios oft auch für ältere Personen und Gesundheitssportler ausgerüstet. Anfängern, die dort Krafttraining betreiben möchten, ist eine gute, geschulte Anleitung zu empfehlen, um die richtige Technik zu erlernen und die Intensität optimal zu dosieren.

Wesentlich ist es, wenigstens fünfmal wöchentlich jeweils mindestens 30 Minuten körperlich aktiv zu werden. Die Möglichkeiten sind dabei vielfältig. Selbstverständlich können Sie zwischen verschiedenen Bewegungs- und Sportarten wechseln, z. B. dreimal wöchentlich walken und zweimal schwimmen. Entscheidend ist das regelmäßige Training.

Profiregeln beherzigen

Vor dem Training das Aufwärmen nicht vergessen.

Bei Sportübertragungen im Fernsehen sieht man, dass Spitzensportler sich vor dem Training oder Wettkampf sorgfältig aufwärmen. Dies sollten auch Freizeit- und Gesundheitssportler unbedingt beherzigen, um Verletzungen vorzubeugen und dem Organismus Gelegenheit zu geben, sich auf die bevorstehende Belastung vorzubereiten. Dazu wird für fünf Minuten locker und ohne Anstrengung mit der jeweiligen Bewegungsart begonnen, bevor man zu der angestrebten Intensität übergeht. Ebenso sollte die körperliche Aktivität mit einer geringeren Belastung ausgeschlichen werden, um die Kreislaufbelastung schonend wieder zurückzufahren.

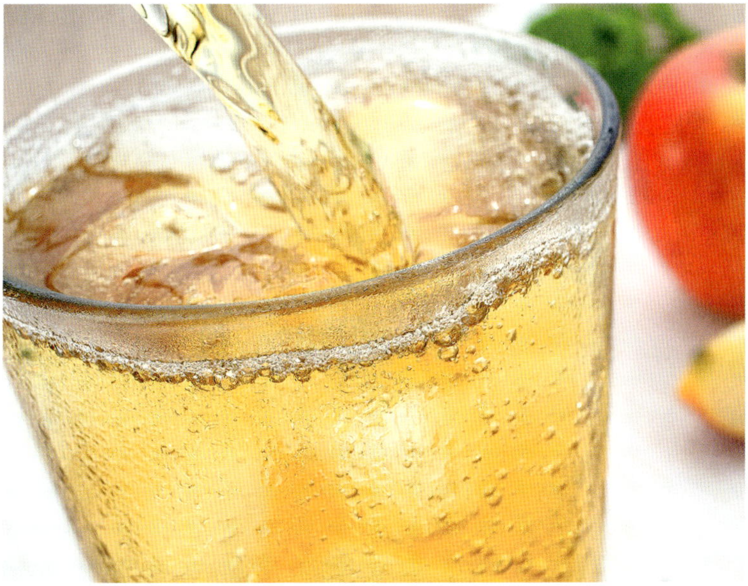

Wenn Sie stärker schwitzen: Besser als hohe Wassermengen sind Schorlen oder isotonische Getränke.

Vermeiden sollten Sie körperliche Anstrengung bei hohen Temperaturen, etwa in der Mittagssonne, erst recht bei Bluthochdruck. Bei großer Hitze bieten die frühen Morgenstunden oder die Zeit nach der abendlichen Abkühlung die besten Temperaturen für Ihre Bewegungseinheiten.

Achten Sie bei stärkerem Schwitzen auf eine ausreichende Trinkmenge. Bevorzugen Sie hier Saftschorlen oder isotonische Getränke anstelle hoher Wassermengen, um der Gefahr einer Hyperhydratation, einer „Überwässerung" vorzubeugen: Wenn Sie viel Salz verlieren, kann das Zuführen von reinem Wasser Schwindel, Kopfschmerzen, Übelkeit und Erbrechen zur Folge haben.

Bei Erkältungen sollten Sie sich schonen und dem Körper keine weiteren Anstrengungen zumuten, denn ansonsten besteht das Risiko einer Herzmuskelentzündung. Nehmen Sie Ihr Training erst wieder auf, wenn Sie die Erkältung vollständig überwunden haben.

Bei Erkältungen und anderen Infekten sollten Sie zusätzliche Anstrengungen vermeiden.

Nach einer Mahlzeit sollten Sie zwei Stunden warten, bis Sie sich intensiver betätigen, da die vermehrte Durchblutung im Darmbereich dem Kreislauf bereits Mehrarbeit abverlangt. Nach dem Training sind 20 Minuten Abstand zur nächsten Mahlzeit ratsam.

Kleine Extraeinheiten einlegen

Grundsätzlich ist jede Bewegungseinheit, die Sie einlegen, nützlich, um den Blutdruck zu senken, abzunehmen und Ihr Wohlbefinden zu steigern. Bereits im Alltag lassen sich viele Gelegenheiten für eine zusätzliche Bewegungseinheit nutzen. Diese kleinen Bewegungsphasen im Laufe des Tages können die Gesamtbewegungszeit merklich steigern:

- Legen Sie, wann immer möglich, einen Weg zu Fuß oder mit dem Fahrrad anstatt mit dem Auto zurück.
- Parken Sie, wenn möglich, etwas weiter von Ihrer Arbeitsstelle und legen Sie die restliche Strecke zu Fuß zurück. Steigen Sie eine Haltestelle vorher aus dem Bus und gehen Sie den Rest zu Fuß.
- Wenn Sie die Treppe anstelle des Aufzugs benutzen, zahlen Sie zusätzlich in Ihr „Bewegungskonto“ ein.
- Sie können sich einen einfachen Schrittzähler (Pedometer) zulegen und ihn im Alltag tragen oder Sie nutzen diese Funktion am Smartphone. Versuchen Sie, Ihre täglich zurückgelegte Strecke zu steigern. Viele Menschen entwickeln damit einen spielerischen Ehrgeiz, die Schritt- oder Meterzahl des jeweiligen Vortags zu übertreffen. Dies dient als zusätzlicher Ansporn, um die tägliche Aktivität zu steigern.
- Suchen Sie nach aktiven Freizeitbeschäftigungen, z. B. zusammen mit der Familie: eine kleine Radtour, ein Bowlingnachmittag, ein Tanzabend steigern nicht nur Ihre Aktivität, sondern machen auch noch Spaß.

Schritt 3 – Richtig essen bei Bluthochdruck

Die blutdruckoptimierte Ernährung

Die Ernährungsumstellung senkt den Blutdruck um bis zu 11/5,5 mmHg.

Die Ernährungsweise liefert einen sehr wichtigen Beitrag zu Ihrer Blutdrucksenkung und außerdem zu Ihrer allgemeinen Leistungsfähigkeit. Dies gilt unabhängig davon, ob Sie übergewichtig sind oder nicht und ob Sie abnehmen möchten oder nicht. Auch bei gleichbleibendem Gewicht senkt allein die Umstellung der Ernährung den Blutdruck um bis zu 11 mmHg systolisch und 5,5 mmHg diastolisch, wie in einer bedeutenden amerikanischen Untersuchung (DASH-Studie 1) eindrucksvoll nachgewiesen werden konnte. Da außerdem durch eine solche Ernährungsumstellung weitere günstige Effekte für Ihre Gesundheit erreicht werden, z. B. die Senkung des Cholesterinspiegels, profitieren Sie in vielfacher Weise.

Allein durch den Verzehr von mehr Obst und Gemüse ohne weitere Änderungen der Ernährung konnte in der erwähnten Studie der Blutdruck messbar gesenkt werden. Noch wirksamer war allerdings eine darüber hinausgehende Ernährungsumstellung. In diesem Kapitel erfahren Sie, wie Sie die Ernährung ohne wesentliche Einschränkung umstellen können, um Ihren Blutdruck zu senken und viele weitere Vorteile für Gesundheit, Lebenserwartung und Leistungsfähigkeit zu erhalten.

Wie sieht eine ausgewogene Ernährung aus?

Zunächst betrachten wir einige einfache, aber wichtige Punkte, damit Sie die empfohlene Umstellung der Ernährung besser nachvollziehen können. Für unsere Kalorienzufuhr sind drei Bestandteile der Ernährung ausschlaggebend: Kohlenhydrate, Eiweiße und Fette.

Grundsätzlich ist zu beachten, dass überschüssige Kalorien, egal ob sie aus Fetten, Eiweiß oder Kohlenhydraten stammen, vom Organismus überwiegend zu Fett umgewandelt und als Körperfett gespeichert werden.

Fett weist mit ca. 9 kcal pro Gramm mehr als die doppelte Kalorienmenge im Vergleich zu Kohlenhydraten und Eiweiß auf. Daher ist zum Abnehmen und zur Erhaltung des Gewichts ein besonderes Augenmerk auf fettreiche Nahrungsmittel zu richten (mehr zu den verschiedenen Fetten auf Seite 62).

Konkret sollte in einer optimalen Ernährung der Fettanteil etwa 30–35 % der Gesamtkalorienmenge betragen. Zum Beispiel wären bei einer Kalorienmenge von 1800 kcal also etwa ein Drittel, also 600 kcal, als Fettanteil anzusetzen. Bei 9 kcal pro Gramm Fett entsprechen 600 kcal rund 65 g Fett. Nun ist natürlich Fett nicht gleich Fett. Auf die entscheidenden Unterschiede und ihre praktische Umsetzung werde ich später noch eingehen.

Eine für den Blutdruck optimierte Ernährung beinhaltet ca. 45 % Kohlenhydrate, 30–35 % Fett und 20–25 % Eiweiß.

Etwa 45 % der Kalorienmenge sollten Sie mit **Kohlenhydraten** decken. In unserem Beispiel würde der Anteil an Kohlenhydraten an den gesamten 1800 kcal also bei ca. 800 kcal liegen bzw. ca. 200 g, da 1 g Kohlenhydrate ca. 4 kcal liefern.

Den restlichen Anteil decken Sie mit **Eiweiß**, also etwa 20–25 % der Gesamtkalorienmenge. Das wären bei 1800 kcal also rund 460 kcal oder ca. 110 g.

Die Gewichtung der Anteile ist Gegenstand aktueller Forschung, teilweise wird auch ein niedrigerer Kohlenhydratanteil und dafür mehr Eiweiß empfohlen.

Am Beispiel oben sehen Sie, wie Sie sehr einfach die optimale Zusammensetzung Ihrer Nahrung bestimmen können. Den Anteil eines Nahrungsmittels an Fett, Eiweiß und Kohlenhydraten kann man bei den meisten Produkten an der Verpackung ablesen. Ansonsten empfehlen sich Tabellen oder das Internet, wo man diese Angaben sehr schnell findet.

Kalorien und Joule
Wenn man umgangssprachlich von Kalorien spricht, meint man eigentlich Kilokalorien, eine Einheit, welche die Energiemenge angibt. Moderner ist die Einheit Joule, die sich aber nicht allgemein durchgesetzt hat. Kilokalorien können Sie ganz einfach in Kilojoule umrechnen: Eine Kilokalorie entspricht etwa vier Kilojoule.

1 Kilokalorie = ca. 4 Kilojoule

Zu Beginn einer Ernährungsumstellung, die den Blutdruck senken und gleichzeitig die Leistungsfähigkeit steigern soll, ist in den meisten Fällen, abhängig von der bisherigen Ernährung, zunächst eine Reduktion des Fett- und Fleischkonsums bei gleichzeitiger Steigerung des Obst-, Gemüse- und Fischanteils anzustreben. Eine solche Ernährung entspricht in weiten Teilen der sogenannten mediterranen Kost.

Mindestens genauso schädlich wie ein überhöhter Fettkonsum ist ein Zuviel an bestimmten Kohlenhydraten. Im Folgenden erfahren Sie, wie sich Ihre Ernährung auf einfache Weise wesentlich optimieren lässt, indem Sie auf die richtigen Kohlenhydrate achten.

Nährstoffe in Balance

Bis vor Kurzem wurde allgemein empfohlen, Fett eher zu vermeiden und Kohlenhydrate vorzuziehen. Diese Empfehlung ist nicht mehr zeitgemäß und entspricht nicht dem heutigen Wissensstand. So wurde in der OmniHeart-Studie untersucht, wie sich der Blutdruck und auch das Cholesterin entwickelten, wenn mehr Kohlenhydrate, mehr Eiweiß oder mehr ungesättigte Fette verzehrt wurden. Dazu erhielt eine Gruppe für sechs Wochen eine kohlenhydratreiche, die zweite eine mit höherem Anteil an einfach ungesättigten Fetten und die dritte schließlich eine eiweißreiche Ernährung. Die Kalorienmenge wurde so angesetzt, dass sich das Körpergewicht dabei nicht änderte, um wirklich nur die

Auswirkungen des Anteils der drei Nahrungskomponenten zu untersuchen.

Forschungsergebnisse sprechen dafür, den Anteil an Kohlenhydraten nicht übermäßig zu erhöhen und dafür vor allem mehr Eiweiß zu essen.

Das Ergebnis war überraschend, denn sowohl in der Gruppe mit höherem Eiweißanteil als auch in der mit gesteigertem Verzehr an ungesättigten Fetten besserten sich der Blutdruck, das Cholesterin und die Neutralfette signifikant. In der Gruppe mit kohlenhydratreicher Ernährung hingegen kam es nicht zu einer Verbesserung dieser Werte. Diese und andere Befunde sprechen deutlich dafür, den Anteil an Kohlenhydraten nicht übermäßig zu erhöhen und dafür vor allem eine höhere Eiweißmenge zu verzehren.

Die Deutsche Gesellschaft für Ernährung (DGE) empfiehlt weiterhin offiziell 15 % Proteine, 30–35 % Fett und 50–55 % Kohlenhydrate als optimale Mischung. Dagegen wurden in den Vereinigten Staaten diese Werte auf 20–30 % Proteine, dafür nur noch 30–35 % Fette und 40–45 % Kohlenhydrate geändert. Auch in Deutschland vertreten etliche Experten ähnliche Werte. Wenn es also darum geht, den Blutdruck mit der Ernährung zu senken und darüber hinaus das Cholesterin zu verbessern, sollten Sie darauf achten, den Verzehr von Eiweiß zu erhöhen und im Gegenzug die Kohlenhydratmenge zu verringern. Meines Erachtens ist ein hö-

Meine Empfehlung: 20–25 % Proteine, 30–35 % Fette, 40 % KH

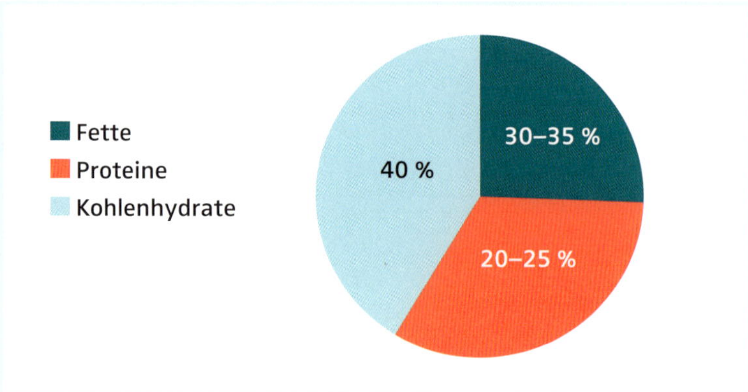

herer Eiweißanteil in oben beschriebener Weise von Vorteil, da sie neben den günstigen Stoffwechselwirkungen einen höheren Sättigungsgrad und einen besseren Muskelerhalt zur Folge haben.

Auf die richtigen Kohlenhydrate kommt es an

Einen Großteil der Energie gewinnt unser Organismus aus Kohlenhydraten. Doch Kohlenhydrate bilden keine einheitliche Nährstoffgruppe. Es gibt erhebliche Unterschiede unter den Kohlenhydraten, sodass einige einfache Grundsätze zu berücksichtigen sind.

Gesunde Kohlenhydrate: Gemüse, Früchte, Körner, Nüsse und Samen

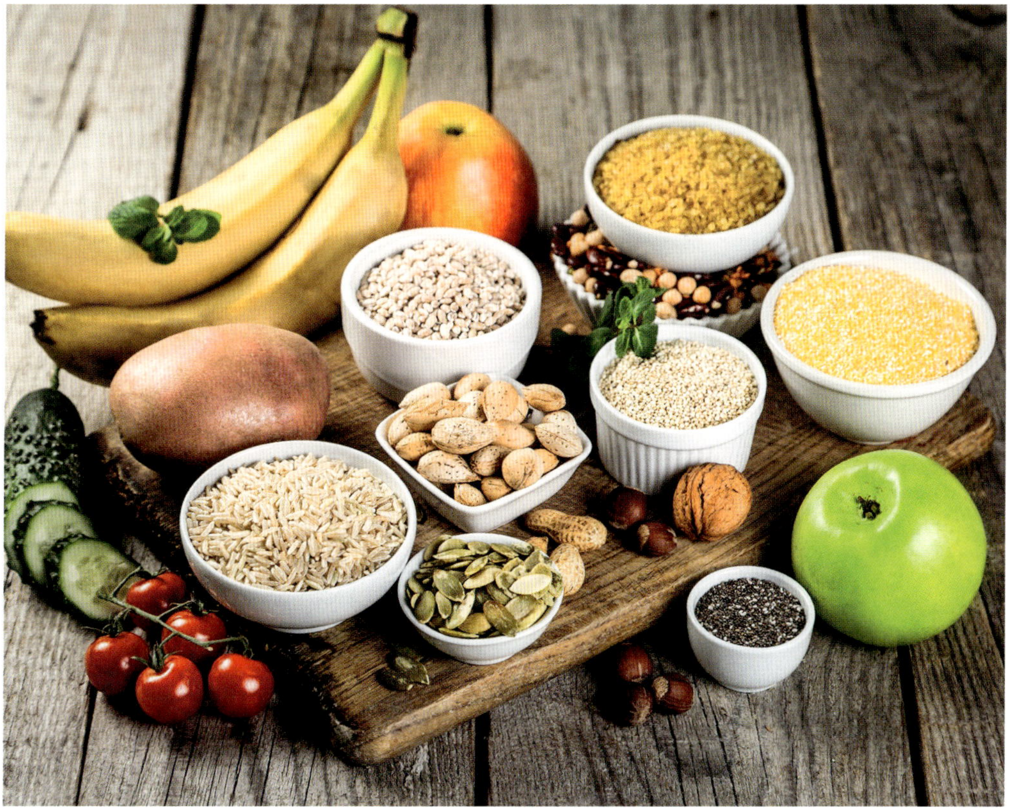

Es gibt gesunde und der Gesunheit abträgliche Kohlenhydrate.

Kohlenhydrate, die aus Einfach- und Zweifachzucker bestehen, also aus nur einem oder zwei Molekülen, haben ungünstige Effekte auf den Organismus, und ihr Verzehr sollte daher minimiert werden. Zu den Einfachzuckern gehören Traubenzucker (Glukose) und Fruchtzucker (Fruktose), zu den Zweifachzuckern zählt vor allem der übliche Haushaltszucker.

Die Einfach- und Zweifachzucker besitzen den Nachteil, dass sie sehr schnell ins Blut übergehen und den Blutzuckerspiegel rasch erhöhen. Als Reaktion auf den ansteigenden Blutzucker setzt der Körper Insulin frei, um den Blutzuckerspiegel zu senken. Häufige hohe Insulinspiegel haben eine Insulinresistenz zur Folge, bei der die Körperzellen keinen Blutzucker mehr aufnehmen, sodass er im Blut verbleibt und die Voraussetzungen für einen Diabetes Typ 2 gesetzt werden.

Da beim Genuss dieser einfachen Kohlenhydrate der Blutzuckerspiegel rasch wieder abfällt, entsteht auch schnell wieder ein Hungergefühl. Diese Zuckerarten sättigen also nicht lange, wie jeder aus eigener Erfahrung weiß. Das erhöht natürlich die Kalorienaufnahme.

„Getarnte" kurzkettige Kohlenhydrate

Kurzkettige Kohlenhydrate finden sich übrigens nicht nur da, wo man sie zuerst vermuten würde, also in typisch „süßen" Speisen wie Kuchen oder Keksen, sondern auch in Weißbrot, Milchreis, Weißmehl oder Nudeln, nicht aber z. B. in Vollkornnudeln. Entgegen landläufiger Meinung finden sich die ungünstigen einfachen Kohlenhydrate ebenso in Roggenbrot, das trotz seiner dunklen Farbe in der Regel genau wie Weißbrot aus Auszugsmehl besteht. Diese Speisen sättigen daher nur kurz und verleiten dazu, dass schnell wieder gegessen wird.

Auch der Fruchtzucker (Fruktose), der in vielen Früchten natürlich vorkommt, ist seit einiger Zeit als sehr schädlich bekannt, sodass der Verzehr von Obst zwar insgesamt als gesund gilt, die Menge aber auf zwei Obstportionen täglich reduziert werden sollte. Gemüse ist natürlich unbedenklich und sollte bevorzugt werden. Fruktose besitzt eine 20-fach höhere Süßkraft als Haushaltszucker, was aber nicht das eigentliche Problem darstellt.

> Fruchtzucker (Fruktose), der in vielen Früchten natürlicherweise vorkommt, ist seit einiger Zeit als außerordentlich schädlich bekannt.

Bis vor einiger Zeit galt Fruchtzucker als gesunde Alternative zum Haushaltszucker, der allgemein seit Langem als ungesund bekannt war. Da Fruktose den Blutzuckerspiegel im Blut nur langsam steigert, wurde sie sogar als „Diabetikerzucker" gehandelt. Damit trieb man aber den Teufel mit dem Beelzebub aus. Fruchtzucker wird nämlich vom Körper aufgenommen und verwertet, ohne dass Insulin dazu notwendig ist. In der Leber wird Fruchtzucker zu Fett (Triglyzeriden) umgewandelt, wodurch die Blutfette in die Höhe getrieben werden und dem Bluthochdruck, einer Leberverfettung und Diabetes Typ 2 Vorschub geleistet wird. Da er dazu noch die Harnsäure im Blut erhöht, trägt Fruchtzucker außerdem zu Gicht und Nierenschäden bei.

Beim Verzehr von Kohlenhydraten sollten Sie daher auf Mehrfachzucker setzen, die z. B. in Kartoffeln und Vollkornbrot enthalten sind. Anders als die genannten kurzkettigen Kohlenhydrate werden die langkettigen langsamer aufgenommen. Damit bleibt der schnelle Blutzuckeranstieg aus und die Sättigung hält länger an. Bezüglich der Kohlenhydrate lassen sich die folgenden Empfehlungen zur Blutdrucksenkung und zur Steigerung der Leistungsfähigkeit und Gesundheit geben:

> Gegen ein bis zwei Obstportionen ist nichts einzuwenden, da Ballaststoffe und günstige Mikronährstoffe enthalten sind. Größere Mengen sind wegen des Fruchtzuckergehalts allerdings nicht ratsam.

- Greifen Sie auf langsam resorbierbare Kohlenhydrate zurück, enthalten in Vollkornprodukten, Kartoffeln, Hülsenfrüchten (Bohnen, Erbsen, Linsen) und Kernen (Sonnenblumen-, Kürbiskerne und Nüsse), und meiden Sie die schnell resorbierbaren Varianten, die u. a. in Nudeln und Weißmehlprodukten vorkommen.

- Ziehen Sie, wann immer möglich, Vollkornprodukte vor. Sie helfen, den Blutdruck zu senken, den Cholesterinspiegel zu verbessern und ein gesundes Körpergewicht zu erhalten.
- Vermindern Sie den Konsum an Kohlenhydraten auf etwa 45 % der täglichen Kalorienmenge. Eine Möglichkeit ist, beim Abendbrot weitgehend auf Kohlenhydrate zu verzichten. Mit einem höheren Eiweißbestandteil im Abendessen erreichen Sie zudem eine längere Sättigung.
- Das Frühstück sollte qualitativ wertvolle Kohlenhydrate enthalten, wie Vollkornbrot oder Müsli ohne Zucker. In Verbindung mit Eiweiß lässt sich eine lange Sättigung erzielen.
- Wenn nötig, stellt am Vormittag ein Obststück, etwa ein Apfel oder eine Orange, einen guten Snack dar. Obst ist recht kalorienarm und verfügt über reichlich Mikronährstoffe. Wegen des Fruchtzuckergehalts sollten es täglich allerdings nicht mehr als zwei Obstportionen sein.
- Zum Süßen eignen sich Süßstoffe wie Aspartam, Cyclamat, Acesulfam oder Saccharin. Für den häufigen Einwand, Süßstoffe machten Hunger auf Zucker oder erhöhten die Schwelle für das Süßempfinden, gibt es keine wissenschaftliche Grundlage. Diese Ersatzstoffe sind angesichts der schädlichen Eigenschaften, die bei den einfachen Zuckern bekannt sind, die bessere Alternative.

Ganz allgemein gilt: so wenig Zucker wie möglich!

- Verzichten Sie, wo immer möglich, auf Zucker und allgemein auf Kalorien in Getränken. Neben Wasser sind kalorienarme Limonaden oder stärker verdünnte Fruchtschorlen gut geeignet. Wer Cola mag, sollte auf die kalorienreduzierten Varianten zurückgreifen.
- Kombinieren Sie Kohlenhydrate mit Eiweiß, weil Letzteres die Magenentleerung verlangsamt und damit auch die Aufnahme der Nährstoffe verlängert. So bleibt das Sättigungsgefühl länger erhalten. Für gelegentlich geäußerte Ratschläge, die Einnahme von Kohlenhydraten und Eiweiß zu trennen, gibt es keine wis-

senschaftliche und auch keine medizinisch plausible Grundlage.

- Nehmen Sie Kohlenhydrate zusammen mit Ballaststoffen zu sich, um die Aufnahme gleichmäßiger zu halten. Günstig sind dabei Vollkornprodukte, die bereits Ballaststoffe enthalten: Vollkornbrot, Haferflocken, Müsli. Auf eine ausreichende Flüssigkeitsmenge ist dabei zu achten, um das Quellen der Ballaststoffe im Darm zu ermöglichen. Wird zu wenig Flüssigkeit getrunken, entziehen die Ballaststoffe dem Darm Flüssigkeit mit der Folge, dass es zur Verstopfung kommt.

Die richtigen Fette zur herzgesunden Ernährung

Mit den genannten Empfehlungen zum richtigen Verzehr von Kohlenhydraten haben Sie bereits einen großen Schritt zu einer für den Blutdruck und Ihr Wohlbefinden optimalen Ernährung kennengelernt. Genauso wichtig wie die richtigen Kohlenhydrate ist die Auswahl der Fette unter Berücksichtigung der dazu bekannten Erkenntnisse.

Fett in der richtigen Art und Menge gehört zu einer blutdruckgerechten Ernährung, wie auch zu jeder gesunden Ernährung, unbedingt dazu. Nicht nur, weil unser Organismus auf die Zufuhr bestimmter Fettsäuren, sogenannter essenzieller Fettsäuren, angewiesen ist, die er nicht selbst bilden kann. Bestimmte Fette, auf die ich noch zu sprechen kommen werden, senken den Cholesterinspiegel und helfen damit, die Blutgefäße zu schützen.

> Das richtige Fett gehört zu einer blutdruckgerechten Ernährung unbedingt dazu.

Bei übermäßiger Fettreduktion würde zwangsläufig der Kalorienverbrauch zugunsten der Kohlenhydrate verschoben, und auch die Eiweißzufuhr würde dadurch vermindert, denn viele eiweißhaltige Lebensmittel, wie Fisch und Fleisch, enthalten auch Fett. Es geht also nicht darum, allgemein den Fettkonsum zu verbannen, sondern die richtigen Fette und die korrekte Menge auszuwählen.

Fette sind nicht alle gleich. Wichtig ist die Unterscheidung in drei Fettarten: gesättigte, einfach ungesättigte und mehrfach ungesättigte Fettsäuren. Schädlich und damit möglichst zu reduzieren sind davon nur die gesättigten Fettsäuren, die auch den Cholesterinspiegel erhöhen. Gesättigte Fette befinden sich vor allem in tierischen Lebensmitteln wie Butter, Käse, Sahne, Schmalz, Fleisch und Wurst, aber auch in Kokos- und Palmfett. Diese Lebensmittel sollten daher reduziert werden, wobei es für viele Produkte Alternativen mit weniger gesättigten Fetten gibt. Hier ist ein Blick auf das Etikett mit der Zusammensetzung hilfreich.

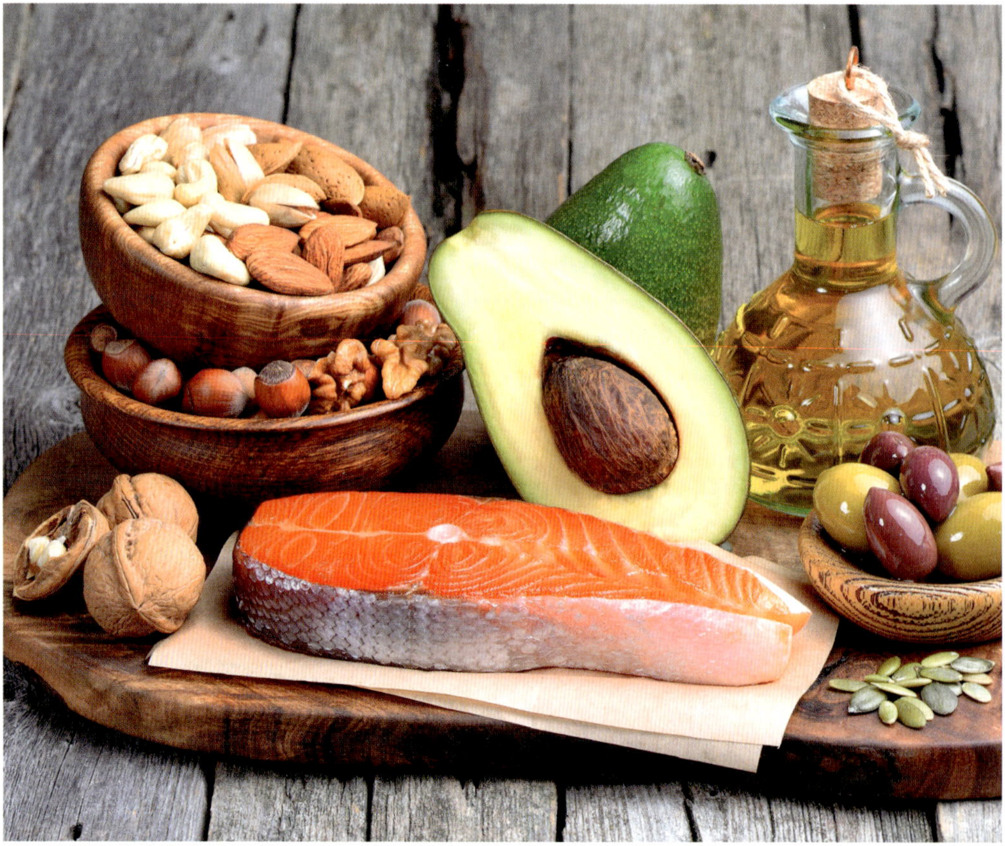

Gesunde Fette: Öle, Nüsse, Fisch, Oliven und Avocados

Ganz anders ist die Wirkung einfach und mehrfach ungesättigter Fette: Diese schützen die Blutgefäße, indem sie den Cholesterinspiegel senken, und sind daher bei Bluthochdruck absolut zu empfehlen.

Fette allgemein zu verteufeln, hat sich als falsch erwiesen und ist nicht zeitgemäß. Auf die richtige Fettauswahl kommt es an.

Unsere Kalorienzufuhr beziehen wir, wie Sie bereits wissen, vor allem aus drei Bestandteilen unserer Nahrung. Diese sind Fette, Kohlenhydrate und Eiweiß. Eine gewisse Fettmenge ist für eine ausgeglichene Ernährung zwar unabdingbar, da bestimmte Fettsäuren von unserem Organismus nicht produziert werden können und daher mit der Nahrung aufgenommen werden müssen. Allerdings wird in unserer Gesellschaft viel mehr Fett aufgenommen, als notwendig und gesund ist. Der Fettanteil an unserer Gesamtenergiezufuhr liegt üblicherweise mit 40–50 % in einem zu hohen Bereich. Zu empfehlen ist eine Verringerung des Fettkonsums auf 30–35 % der Energiemenge.

> Wichtiger Ernährungsgrundsatz: den Fettkonsum von 50 % auf 30–35 % senken!

Einfach ungesättigte Fette sind z. B. in Oliven-, Raps-, Avocado- oder Erdnussöl enthalten. Mehrfach ungesättigte Fette kommen z. B. in Distel-, Sonnenblumen-, Soja-, Maiskeim-, Lein- oder Fischöl vor. Für eine blutdruckgerechte Ernährung sollten Sie die gesättigten Fette in der Nahrung reduzieren und dafür Produkte mit einfach und mehrfach ungesättigten Fetten einsetzen.

Beim Fleisch ist es sinnvoll, die mageren Varianten zu wählen und sichtbares Fett möglichst abzuschneiden. Bei Geflügel sollte die Haut entfernt werden. Bei Milchprodukten lassen sich die gesättigten Fette vermindern, indem auf fettreduzierte Alternativen zurückgegriffen wird.

Auch indem Sie die eine oder andere Fischmahlzeit anstelle von Fleisch wählen, lassen sich ganz einfach gesättigte Fette gegen gesundheitsförderliche Fettsorten austauschen.

Mit diesen Maßnahmen ist es möglich, einen Großteil der gesättigten Fette zu umgehen und gegen die gesundheitsförderlichen ungesättigten Fettsorten auszutauschen. Mit einigen weiteren Tipps lassen sich ungesunde gesättigte Fette weiter reduzieren:

Während gesättigte Fette schaden, schützen ungesättigte Fette aus pflanzlichen Ölen und fettreichem Fisch Herz und Gefäße.

- Dünsten Sie Fisch, anstatt ihn zu braten.
- Nutzen Sie Alternativen zum Braten, z. B. Garen im Ofen oder die Zubereitung in einer beschichteten Pfanne mit wenig Fett.
- Lebensmittel nehmen weniger Fett auf, wenn sie erst nach dem Erhitzen des Fetts hinzugegeben werden.
- Entfernen Sie die Kruste bzw. Haut bei gebratenem Fleisch, denn diese enthält am meisten Fett.
- Nutzen Sie zum Braten geeignete Öle wie Rapsöl anstelle von Butter oder Schmalz.

Transfettsäuren vermeiden

Erst seit 1990 ist diese besonders verheerende Fettart überhaupt als solche bekannt: Nach einer Studie von Dr. Walter Willet an der Harvard-Universität gehen ca. 10% aller Todesfälle infolge von Herzerkrankungen in den Vereinigten Staaten auf das Konto der Transfette. Chemisch gesehen führt zwar nur eine kleine Änderung der Fettmoleküle zu den Transfettsäuren, sie steigern das schädliche LDL-Cholesterin im Blut allerdings erheblich und vermindern das „gute“ HDL-Cholesterin.

Transfettsäuren werden in der Industrie unter hohem Druck und mit hohen Temperaturen hergestellt, um Öle zu härten und sie damit fester und haltbarer zu machen. In der Fast-Food-Industrie werden sie häufig eingesetzt. Sie kommen unter anderem in Pommes, billigen Margarinesorten, Fertigsoßen, Nuss-Nougat-Cremes, Chips, Wurst, Soßenpulver und Fertigmenüs vor. In der Zutatenliste erkennen Sie diese Fette an den Ausdrücken „gehärtete Fettsäuren“, „hydrogeniert“, eventuell mit dem Zusatz „teilweise oder partiell“. Je weiter oben auf der Zutatenliste sich dieser Hinweis findet, desto höher ist ihr Anteil in dem Produkt.

Um sich vor den Transfetten zu schützen, sollten Sie möglichst wenig Fertig- und Fast-Food-Produkte verzehren und beim Einkaufen die Zutatenliste prüfen. Die Transfette sollten komplett gemieden werden, da sie für Ihren Organismus keinerlei Nutzen aufweisen.

Omega-3-Fettsäuren

Die Tatsache, dass einige Fettsorten die Blutgefäße schützen und die Gesundheit fördern, während andere Fette genau das Gegenteil auslösen, zeigt, wie komplex unser Organismus arbeitet. Es ist bekannt, dass die Inuit zehnmal seltener einen Herzinfarkt erleiden als Menschen in den westlichen Industriestaaten, obwohl sie große Mengen an Fett zu sich nehmen. Der entscheidende Unterschied liegt aber darin, dass sich diese Bewohner von Grönland und Nordkanada zum Großteil von fettreichen Fischarten mit einem hohen Anteil an mehrfach ungesättigten Fetten in Form von Omega-3-Fettsäuren ernähren.

Im Gegensatz zu den in westlichen Ländern häufigen Fetten tierischen Ursprungs bewirken die Omega-3-Fette keine Erhöhung der Blutfette, sondern senken im Gegenteil das schädliche LDL-Cholesterin und die Neutralfette im Blut.

Die günstigen Effekte von Fisch sind inzwischen anhand von vielen Studiendaten gesichert. So wurden 1997 im renommierten „New England Journal of Medicine“ Studienergebnisse veröffentlicht, wonach Personen, die mindestens 35 g Fisch täglich aßen (das entspricht z. B. ca. 120 g Fisch zweimal pro Woche), nur ein Drittel des Herzinfarktrisikos gegenüber Menschen aufwiesen, die praktisch nie Fisch verzehrten.

Bei Bluthochdruck empfiehlt es sich daher, wöchentlich zwei Portionen fetten Fisch (z. B. Hering, Lachs, Makrele, Tunfisch) à 175 g zu verzehren. So kommen Sie auf einen guten Tagesdurchschnitt von 50 g.

Reich an Omega 3: Fisch, Avocados, Oliven, Nüsse und Samen, außerdem Omega-3-Kapseln

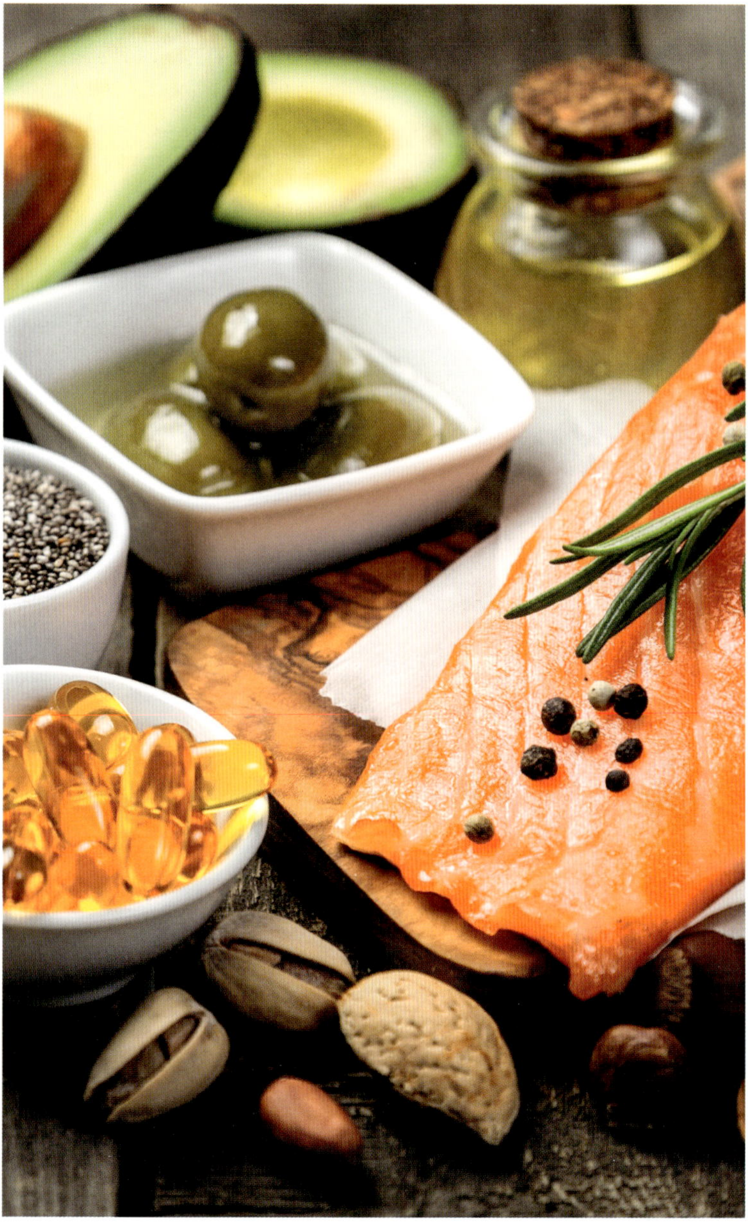

Es ist auch günstig, den Anteil an einfach ungesättigten Fetten zu steigern, die beispielsweise in Olivenöl oder Rapsöl und in verschiedenen Nüssen wie Walnüssen und Mandeln sowie in Oliven und Avocados in größeren Mengen vorkommen und die Blutgefäße durch Senken des Cholesterinspiegels schützen. Die Kalorienmenge, die wie bei allen Fetten 9 kcal pro Gramm ausmacht, muss natürlich einkalkuliert werden. Auch durch Verwendung von Leinöl lässt sich die Zufuhr an Omega-3-Fettsäuren verbessern.

Trotz des ähnlichen Namens sollten Sie die Omega-3-Fettsäuren nicht mit den Omega-6-Fettsäuren verwechseln, denn Letztere haben nicht dieselben positiven Effekte, sondern dienen als Vorstufen für Entzündungsbotenstoffe, die an chronischen Entzündungen beteiligt sind. Omega-6-Fette kommen z. B. in roten Fleischsorten und Milchprodukten vor, die bereits aufgrund ihres höheren Gehalts an gesättigten Fetten nicht im Übermaß verzehrt werden sollten.

Beide Fettsäuren zählen zwar zu den essenziellen Fettsäuren, die der menschliche Organismus nicht selbst herstellen kann, sodass beide mit der Nahrung aufgenommen werden müssen. In unserer Region werden mit der üblichen Nahrung aber zu hohe Mengen an Omega-6-Fetten aufgenommen, nämlich etwa 20-mal so viel wie Omega-3-Fette. Wünschenswert wäre allerdings ein Verhältnis von unter 4:1.

Das Thema Cholesterin

Der Cholesterinspiegel, das heißt, die Menge an Cholesterin im Blut, bildet neben dem Bluthochdruck und dem Diabetes einen der wichtigsten Risikofaktoren für Herz- und Kreislauf-Erkrankungen.

> Das Gesamtcholesterin im Blut allein sagt nicht viel aus. Entscheidend sind das schlechte LDL- und das gute HDL-Cholesterin.

Das Gesamtcholesterin setzt sich aus einem schädlichen Anteil, dem sogenannten LDL-Cholesterin, und einem günstigen Anteil, dem HDL-Cholesterin, zusammen. Während ein hoher LDL-Wert das Risiko für Herz-Kreislauf-Erkrankungen erhöht, senkt ein hoher HDL-Cholesterinwert dieses Risiko. Deshalb sagt der Gesamtcholesterinwert allein nur wenig über das individuelle Risiko aus, denn entscheidend ist vor allem das schädliche LDL-Cholesterin.

Um das Risiko richtig einzuschätzen, sollten Sie sich also nicht in erster Linie nach dem Gesamtcholesterin, sondern nach dem LDL- und HDL-Cholesterin richten. Das LDL-Cholesterin wird von bestimmten Körperzellen (Makrophagen) aufgenommen, die allerdings nicht das LDL auflösen können. Es entwickeln sich daraus sogenannte Schaumzellen, die sich in der Gefäßwand ablagern und gefährliche Plaques an den Blutgefäßen bilden. Dies ist, vereinfacht ausgedrückt, einer der Ausgangspunkte für die tückische Arteriosklerose, die Herzinfarkte, Schlaganfälle und weitere Herz-Kreislauf-Krankheiten verursacht.

Das Cholesterin in der Nahrung erhöht den Cholesterinspiegel im Blut weit weniger als die ungesättigten (oft tierischen) Fette und die Transfettsäuren (z. B. aus Fast Food).

Triglyzeride sind neben dem Cholesterin die weitere Blutfettart, die ebenfalls das Risiko für Herz-Kreislauf-Erkrankungen erhöhen, wenn auch nicht im gleichen Umfang wie das LDL-Cholesterin. Erfreulicherweise lassen sich die Triglyzeride unter den hier beschriebenen Maßnahmen, insbesondere durch eine Ernährungsumstellung, durch eine eventuelle Gewichtsreduktion – falls notwendig – und durch körperliche Aktivität sehr gut senken.

Um sich einen Überblick über Ihre Blutfette (Lipide) zu verschaffen, benötigen Sie die folgenden Blutwerte in mg/dl:

- Gesamtcholesterin
- LDL-Cholesterin (das sogenannte schlechte Cholesterin)
- HDL-Cholesterin (das sogenannte gute Cholesterin)
- Triglyzeride (die Neutralfette)

Wenn allgemein über „Blutfette“ gesprochen wird, sind vor allem das Cholesterin und die Triglyzeride, also die Neutralfette, gemeint, obwohl das Cholesterin genau genommen gar nicht zu den Fetten gehört. Dennoch hat sich der Begriff „Blutfette“ sowohl für die eigentlichen Neutralfette als auch für das Cholesterin eingebürgert. In der Fachsprache wird anstelle von „Fetten“ daher von

„Lipiden" als Oberbegriff für die Fette und das Cholesterin gesprochen.

Cholesterindurchschnittswerte in Deutschland (35 bis 65 Jahre)

Gesamtcholesterin:	240 mg/dl
LDL:	145 mg/dl
HDL:	40 mg/dl

Bei Frauen liegen LDL und Gesamtcholesterin bis zum Alter von etwa 45 Jahren niedriger als bei Männern, danach höher. Das HDL liegt bei Frauen um 10 mg/dl höher.

Wie hoch darf der Cholesterinwert liegen?

Der „Normwert" ist beim Cholesterin – anders als bei anderen medizinischen Größen – nicht mit einer einzigen Zahl zu beziffern, denn zum einen liegt das Risiko für Herz-Kreislauf-Erkrankung umso niedriger, je geringer der LDL-Cholesterinspiegel einer Person ist. Zum anderen müssen die weiteren Risikofaktoren und Begleiterkrankungen berücksichtigt werden. Den Durchschnittswert der Bevölkerung als Maß zu nehmen, ist nicht sinnvoll, denn entscheidend ist ja vielmehr, welcher Cholesterinwert am besten die Gesundheit erhält. Welches Risiko für Sie aufgrund Ihres LDL-Cholesterinwertes resultiert, können Sie aus der Tabelle auf Seite 80 ablesen. Je nach Risikogruppe werden anschließend Zielwerte für das LDL-Cholesterin benannt.

Von den medizinischen Fachgesellschaften werden in gewissen Abständen Empfehlungen zu den Cholesterinwerten ausgesprochen. Diese Empfehlungen ändern sich, sobald neue Erkenntnisse, meistens aufgrund von neuen Studien, hinzukommen und die Leitlinien überarbeitet werden. Allgemein gilt: Je höher das Risiko eines Menschen, einen Herzinfarkt zu erleiden, desto niedriger sollte sein Cholesterinwert liegen. Umgekehrt kann bei Menschen ohne weitere Risiken für einen Herzinfarkt ein höherer Cholesterinwert zugelassen werden. Es wurden deshalb vier Risikogruppen unterschieden, mit jeweils eigenen Zielwerten für das LDL-Cholesterin für Herzinfarkte.

Wie wird das Cholesterin gemessen?
Meistens wird das LDL-Cholesterin nicht direkt im Labor gemessen, sondern es werden die Triglyzeride und das HDL-Cholesterin bestimmt und mittels der sogenannten Friedewald-Formel daraus das LDL-Cholesterin berechnet. Zwar ist diese Berechnung in der Regel ausreichend genau, nicht aber, wenn die Triglyzeride über 400 mg/dl liegen. Die Bestimmung kann auch nach dem Essen verfälscht sein.

Das Zehn-Jahres-Risiko für eine tödliche Herz-Kreislauf-Erkrankung

In der Tabelle auf der gegenüberliegenden Seite wird dieses Risiko für alle möglichen Konstellationen gezeigt. Für Frauen ist die linke Hälfte der Tabelle, für Männer die rechte relevant, außerdem wird in Raucher und Nichtraucher getrennt. Anschließend sucht man sich in der der Tabelle sein Alter heraus. Als Ergebnis erhält man das passende „Rechteck“, das endgültig das Risiko je nach Blutdruckwert (oberer, systolischer Wert) und Gesamtcholesterin angibt.

Die betreffende Zahl in dem Rechteck gibt das Zehn-Jahres-Risiko in Prozent an. Das Risiko wird zusätzlich farbig symbolisiert: Rot steht für höheres, grün für niedriges Risiko, hellere Farben weisen ein geringeres Risiko als dunklere aus.

Ein Beispiel: Eine 60-jährige Frau, die nicht raucht und einen Blutdruck von systolisch 140 mmHg sowie ein Gesamtcholesterin von 270 mg/dl aufweist, hat somit ein Zehn-Jahres-Risiko von 2 % und liegt damit in einem moderaten Bereich. Ein 60-jähriger Mann, der raucht und einen Blutdruck von systolisch 160 mmHg aufweist, liegt bei gleichem Gesamtcholesterin von 270 mg/dl dagegen in einem hohen Risikobereich von 11 %.

Mithilfe dieser Tabelle können Sie auch Ihr Risikoalter bestimmen, es wird also verglichen, welchem Alter Ihr Gefäßrisiko entspricht – verglichen mit einer Person, die optimale Risikofaktoren aufweist. Zum Beispiel weist ein 40-jähriger Raucher mit einem Gesamtcholesterin von 250 mg/dl und einem Blutdruckwert von systolisch 180 mmHg dasselbe Risiko von 2 % auf wie ein 65-jähriger Nichtraucher mit einem Gesamtcholesterin von 140 mg/dl und einem systolischen Blutdruckwert von 120 mmHg. Bildlich gesprochen, entspricht das Risikoalter des 40-Jährigen dem eines 65-Jährigen mit optimalen Risikowerten.

Zusätzlich zu den Risikofaktoren, die in der Tabelle berücksichtigt werden, sind eine Vielzahl weiterer Risikofaktoren bekannt, die das individuelle Risiko mitbestimmen. Dazu zählen Bewegungsmangel, aber auch frühzeitige Herzinfarkte oder andere Gefäßerkrankungen in der Familie erhöhen das Risiko deutlich.

SCORE-1-Tabelle: Die Tabelle gibt das Risiko in Prozent an, in den nächsten zehn Jahren eine tödliche Herz-Kreislauf-Erkrankung zu erleiden (SCORE steht für „Systematic Coronary Risk Evaluation"). Quelle: SCORE

FRAUEN

ALTER		NICHTRAUCHERINNEN					RAUCHERINNEN				
65	180	4	5	6	6	7	9	9	11	12	14
	160	3	3	4	4	5	6	6	7	8	10
	140	2	2	2	3	3	4	4	5	6	7
	120	1	1	2	2	2	3	3	3	4	4
60	180	3	3	3	4	4	5	5	6	7	8
	160	2	2	2	2	3	3	4	4	5	5
	140	1	1	1	2	2	2	2	3	3	4
	120	1	1	1	1	1	1	2	2	2	3
55	180	1	1	2	2	2	3	3	3	4	4
	160	1	1	1	1	1	2	2	2	3	3
	140	1	1	1	1	1	1	1	1	2	2
	120	0	0	1	1	1	1	1	1	1	1
50	180	1	1	1	1	1	1	1	2	2	2
	160	0	0	1	1	1	1	1	1	1	1
	140	0	0	0	0	0	1	1	1	1	1
	120	0	0	0	0	0	0	0	0	1	1
40	180	0	0	0	0	0	0	0	0	0	0
	160	0	0	0	0	0	0	0	0	0	0
	140	0	0	0	0	0	0	0	0	0	0
	120	0	0	0	0	0	0	0	0	0	0
		4	5	6	7	8	4	5	6	7	8

GESAMTCHOLESTERIN (mmol/l) 150 200 250 300 (mg/dl)

- 15 % und höher
- 10 % – 14 %
- 5 % – 9 %
- 3 % – 4 %
- 2 %
- 1 %
- < 1 %

MÄNNER

ALTER		NICHTRAUCHER					RAUCHER				
65	180	8	9	10	12	14	15	17	20	23	26
	160	5	6	7	8	10	10	12	14	16	19
	140	4	4	5	6	7	7	8	9	11	13
	120	2	3	3	4	5	5	5	6	8	9
60	180	5	6	7	8	9	10	11	13	15	18
	160	3	4	5	5	6	7	8	9	11	13
	140	2	3	3	4	4	5	5	6	7	9
	120	2	2	2	3	3	3	4	4	5	6
55	180	3	4	4	5	6	6	7	8	10	12
	160	2	2	3	3	4	4	5	6	7	8
	140	1	2	2	2	3	3	3	4	5	6
	120	1	1	1	2	2	2	2	3	3	4
50	180	2	2	3	3	4	4	4	5	6	7
	160	1	1	2	2	2	2	3	3	4	5
	140	1	1	1	1	2	2	2	2	3	3
	120	1	1	1	1	1	1	1	2	2	2
40	180	0	1	1	1	1	1	1	1	2	2
	160	0	0	0	1	1	1	1	1	1	1
	140	0	0	0	0	0	0	1	1	1	1
	120	0	0	0	0	0	0	0	0	1	1
		4	5	6	7	8	4	5	6	7	8

GESAMTCHOLESTERIN (mmol/l) 150 200 250 300 (mg/dl)

Alle diese Umstände müssen sorgfältig mit erwogen werden, wenn Sie mit Ihrem Arzt überlegen, welche Maßnahmen ergriffen werden sollen. Mithilfe des Risikowerts werden vier Kategorien unterschieden: Für die Entscheidung, welche Cholesterinbehandlung erforderlich ist, wird nicht nur das LDL, sondern das gesamte Risikoprofil herangezogen

1. Sehr hohes Risiko

- Hier befinden sich alle Menschen mit einem Risiko von 10% oder mehr.
- Außerdem automatisch alle, die schon eine Gefäßerkrankung haben, wie einen überstandenen Herzinfarkt, einen Stent, eine Bypass-OP, einen Schlaganfall, eine Gefäßerkrankung im Bereich der Beinarterien, Ablagerungen in den Halsarterien etc.
- Menschen mit Diabetes Typ 2 zählen immer zu dieser Gruppe, Personen mit Diabetes Typ 1, wenn sie diabetesbezogene Komplikationen aufweisen, und ebenfalls Menschen mit einer Nierenerkrankung – entscheidend ist die verbleibende Nierenleistung, die in dieser Gruppe für die GFR (das ist grob gesagt die Filterleistung der Niere) unter 30 mg/min/1,73 qm liegt. Diesen Wert, den sogenannten Kreatinin-Wert, kann der Hausarzt anhand einer einfachen Blutentnahme berechnen oder genauer mittels 24-Stunden-Sammelurin.
- Das LDL-Cholesterin in dieser Gruppe sollte unterhalb von 55 mg/dl liegen. Falls Sie zu dieser Hoch-Risikogruppe gehören, sollten Sie die cholesterinsenkenden Maßnahmen dieses Buchs intensiv nutzen. Darüber hinaus wird bei einem LDL über 55 mg/dl ein Medikament zur Cholesterinsenkung empfohlen. Wenn das LDL ohne Arzneimittel schon unter 55 mg/dl liegt, muss sorgfältig abgewogen werden, ob dennoch mit einem Medikament eine weitere LDL-Senkung angestrebt wird oder nicht. Dies ist eine individuelle Entscheidung, in die alle persönlichen Umstände mit einfließen.

2. Hohes Risiko

- In dieser Gruppe befinden sich alle mit einem Zehn-Jahres-Wert von 5 % bis unter 10 %.
- Menschen mit einem deutlich erhöhten einzelnen Risikofaktor wie starkem Bluthochdruck gehören ebenfalls dieser Gruppe an.
- Wer in diesem Risikobereich liegt, sollte unbedingt das LDL-Cholesterin durch die nicht-medikamentösen Maßnahmen dieses Buchs senken. Zusätzlich werden Medikamente aufgrund des hohen Risikos schon ab einem LDL-Wert über 70 mg/dl empfohlen.

3. Moderates Risiko

- Der 10-Jahres-Wert reicht von 1 % bis unter 5 %.
- In diesem Bereich befinden sich viele Menschen mittleren Alters.
- Allgemeine cholesterinsenkende Maßnahmen, wie in diesem Buch empfohlen, werden allen in dieser Gruppe empfohlen. Cholesterinsenkende Medikamente sind in dieser Gruppe nie zwingend, sie können im Einzelfall ab einem LDL über 100 mg/dl erwogen werden. Je höher das LDL trotz allgemeiner Maßnahmen zur Cholesterinsenkung liegt, umso eher wird die Entscheidung für ein cholesterinsenkendes Medikament fallen, besonders also bei einem LDL über 190 mg/dl.

4. Niedriges Risiko

- Das Zehn-Jahres-Risiko liegt unter 1 %.
- Selbst bei diesem niedrigen Risiko kann das persönliche relativ niedrige Risiko durch die Maßnahmen in diesem Buch weiter gesenkt werden. Sollte das LDL dennoch über 190 mg/dl bleiben, können medikamentöse Maßnahmen individuell erwogen werden.

- Bei LDL-Werten unter 116 mg/dl ist man, bei niedrigem Gesamtrisiko, auf der sicheren Seite. Liegt das LDL zwischen 116 und 190 mg/dl, sollten allgemeine Maßnahmen zur Cholesterinsenkung, wie sie in diesem Buch beschrieben werden, ergriffen werden. Medikamente sind nicht erforderlich.

Das LDL-Cholesterin senken

Als Faustregel gilt, dass pro 10 mg/dl HDL mehr das Risiko für Herz-Kreislauf-Erkrankungen um etwa 20 % sinkt, wobei dieser Effekt mit zunehmendem HDL immer geringer wird. Ein hoher HDL-Spiegel von 65 mg/dl senkt also das Risiko gegenüber einem niedrigen HDL von 35 mg/dl also um die Hälfte. Ein guter HDL-Wert von 50 mg/dl senkt das Risiko gegenüber einem Wert von 35 mg/dl um ca. 25 % etc.

Je höher das Risiko eines Menschen für einen Herzinfarkt oder eine Erkrankung des Gefäßsystems ist, desto niedriger sollte das LDL-Cholesterin sein.

Zusammenfassend kann man sagen: Je höher das Risiko eines Menschen für einen Herzinfarkt oder eine Erkrankung des Gefäßsystems ist – auch Schlaganfälle oder Verengungen der Hals- oder Beinarterien zählen dazu –, desto niedriger sollte das LDL-Cholesterin sein.

Menschen mit besonders hohem Risiko für die erwähnten Erkrankungen sind besonders diejenigen, die schon einen Herzinfarkt erlitten haben oder eine andere Erkrankung des Gefäßsystems, z. B. Stents oder eine Bypass-OP, erhalten haben. Auch alle, die einen Diabetes Typ 2 aufweisen, stehen unter einem besonders hohen Risiko. In dieser Hoch-Risikogruppe sollten alle ein cholesterinsenkendes Medikament, in der Regel ein Statin, einnehmen. Da Statine in vielen Studien selbst bei sehr niedrigem LDL-Cholesterin noch das Risiko weiter senken, ist sogar in den seltenen Fällen, wo das LDL ohne Medikamente sehr niedrig steht – das sind in der Praxis nur sehr wenige – eine weitere Cholesterinsenkung mit einem Statin zu erwägen.

Neben diesen gut untersuchten und gesicherten Risikofaktoren existieren einige weitere, die teilweise noch wissenschaftlich untersucht werden oder für die bislang keine etablierte Therapie existiert. Daher werden diese Risikofaktoren hier nur kurz erwähnt: Lipoprotein a, Homocystein, Fibrinogen, hochsensitives CRP. Diese, insbesondere das Lipoprotein a, werden individuell bestimmt, um das Risikoprofil, vor allem nach einem Herzinfarkt oder einer anderen Gefäßerkrankung, genauer zu ermitteln.

Eiweiß zur Blutdrucksenkung

Neben den Kohlenhydraten und Fetten bildet Eiweiß den dritten Nahrungsbestandteil, der für die Kalorienzufuhr maßgeblichen Anteil hat. Eiweiß benötigt der Organismus, um lebenswichtige Proteinbestandteile und die Muskulatur aufrechtzuerhalten, zu reparieren und aufzubauen.

In einer großen Studie mit über 12.000 Personen, die den Zusammenhang von Bluthochdruck und Eiweiß untersuchte, stellte sich heraus, dass Menschen, die wenig Eiweiß in der Nahrung aufnahmen, ein deutlich erhöhtes Risiko aufwiesen, einen Bluthochdruck zu entwickeln. Ein übermäßiger Konsum an tierischen Eiweißen ließ ebenso den Blutdruck steigen. Den besten Blutdruck hatten Personen, die einen hohen Eiweißanteil aus pflanzlichen Quellen zu sich nahmen. Daneben stellten sich auch Fisch und Eier als für den Blutdruck günstige Eiweißquellen heraus, das heißt, nicht nur die Eiweißmenge, sondern auch die Herkunft des Eiweißes spielt eine Rolle.

> Den besten Blutdruck haben Menschen, die einen hohen Eiweißanteil aus pflanzlichen Quellen zu sich nehmen.

Praktisch kann man insgesamt zur Blutdrucksenkung die Empfehlung aussprechen, einen eher höheren Eiweißanteil von 20–25 % zu sich zu nehmen und dabei möglichst viel Eiweiß aus pflanzlichen Quellen, Fisch und Eiern zu konsumieren. Das deckt sich gleichzeitig mit dem Ziel, den Verzehr pflanzlicher Nahrungsmittel und von Fischprodukten zu erhöhen.

14 praktische Ernährungstipps

1 Zwei Fischmahlzeiten pro Woche liefern Ihnen auf gesunde Weise Eiweiß und viele weitere wertvolle Nährstoffe. Dagegen sind zwei bis maximal drei Fleischmahlzeiten pro Woche ausreichend. Fettreiche Fischsorten wie Hering, Lachs, Thunfisch, Makrelen und Sardinen helfen, die Versorgung mit Omega-3-Fetten zu verbessern.

2 Achten Sie auch bei der Zubereitung auf die verwendete Fettmenge. Bei der Fleischzubereitung kann nochmals deutlich Fett gespart werden, indem anstelle des Bratens mit viel Fett oder Öl das Fleisch lieber im Ofen, im Grill, im Tontopf oder in einer beschichteten Pfanne mit wenig Fett zubereitet wird. Fisch kann auch gedünstet werden, um Fett zu sparen.

3 Verwenden Sie Streich- und Bratfett sparsam. Damit allein können Sie eine deutliche Reduktion Ihres Fettverbrauchs erreichen. Im Salat dagegen sind 1–2 EL Olivenöl bei einer großen Salatportion günstig, damit die fettlöslichen Vitamine aufgenommen werden können.

4 Bevorzugen Sie hochwertige Kohlenhydrate in Form von Vollkornprodukten und Hülsenfrüchten.

5 Reduzieren Sie den Verzehr einfacher Zucker, auch von Fruchtzucker (Fruktose). Ein bis zwei Obstportionen am Tag sollten dabei nicht überschritten werden.

6 Decken Sie Ihren Flüssigkeitsbedarf überwiegend mit kalorienarmen Getränken. Wer überwiegend zuckerhaltige Säfte, Limonade oder Cola trinkt, kommt leicht auf zusätzliche 300–400 kcal pro Tag bei ca. 0,7–1 Liter dieser Getränke. Auf den Geschmack brauchen Sie jedoch nicht zu verzichten, da es Alternativen in Form kalorienreduzierter Limonaden, Cola light etc. gibt. Aus ernährungsphysiologischer Sicht sind natürlich gesunde Alternativen wie Mineralwasser, Tee und Saftschorlen vorzuziehen.

7 Steigern Sie den Gemüseanteil, da dies auf vielfältige Weise, auch durch die enthaltenen Mikronährstoffe, Ihre Gesundheit und Leistungsfähigkeit sowie Ihr Wohlbefinden verbessert. Gemüse und Obst sind reich an Vitaminen und dabei kalorienarm; somit zum Abnehmen ideal. Wegen der hohen Ballaststoffmenge tritt ein Sättigungsgefühl bei geringer Kalorienmenge ein.

8 Süßigkeiten und Knabbereien wie Chips etc. enthalten viele Kalorien und sollten die Ausnahme bleiben. Eine gute Alternative sind Trockenfrüchte, die darüber hinaus viel Kalium enthalten.

9 Täglich werden 35 g Ballaststoffe empfohlen. Bauen Sie ballaststoffreiche Nahrungsmittel fest in Ihren Ernährungsplan ein. Ballaststoffe werden auch als pflanzliche Faserstoffe bezeichnet, die zwar nicht aufgenommen werden und damit auch keine Energie zuführen, aber wichtige Funktionen bei der Ernährung ausüben: Sie tragen zum Sättigungsgefühl bei, da sie den Magen füllen, ohne verdaut zu werden. Zudem binden sie Cholesterin im Darm und helfen so beim Cholesterinsenken.
Durch die Verwendung von Vollkornprodukten wird die Menge gesunder Ballaststoffe gesteigert.

10 Trinken Sie mindestens zwei Liter täglich. Lediglich bei bestehender Herz- oder Nierenschwäche (Herz- oder Niereninsuffizienz) sollten Sie Ihren Arzt fragen, ob diese Trinkmenge für Sie gesund ist.

11 So erhalten Sie die Vitamine in Lebensmitteln:
Neben frischen Produkten erhalten tiefgekühlte Lebensmittel häufig besser den Vitamingehalt im Vergleich zu Lebensmitteln, die längeren Transporten und einer längeren Lagerung ausgesetzt sind.
Längeres Warmhalten von Speisen verringert den Vitamingehalt. Besser ist es, Speisen erneut zu erwärmen. Vitaminschonend ist auch das Dünsten und Dämpfen von Gemüse.

12 Grüner Tee, schwarzer Tee, Kakao und dunkle Schokolade entfalten über ihren Gehalt an Flavonoiden schützende Effekte auf die Körperzellen, sodass diese Genussmittel (unter Berücksichtigung des Kaloriengehalts von Schokolade) empfohlen werden können. Dunkle Schokolade in einer Menge von 30 g täglich konnte in einer Untersuchung den Blutdruck um etwa 3 mmHg systolisch und knapp 2 mmHg diastolisch senken. Falls Sie also Kakao oder dunkle Schokolade anstelle anderer Süßigkeiten und in Maßen genießen und dabei auf die Kalorien achten, leisten Sie damit einen Beitrag zur Blutdrucksenkung.
Kakao und dunkle Schokolade senken den Blutdruck – aber Vorsicht mit den zusätzlichen Kalorien!

13 Schränken Sie Ihren Alkoholkonsum ein. Gegen ein Glas Wein oder Bier ab und an ist aus medizinischer Sicht nichts einzuwenden. Täglich Alkohol ist aber definitiv zu viel.

14 Bauen Sie Vitamin-D- und kalziumhaltige Nahrungsmittel in Ihren Ernährungsplan ein und bewegen Sie sich ausreichend draußen, um genug Vitamin D zu bilden. In der Winterzeit empfiehlt sich für die meisten Menschen eine zusätzliche, niedrig dosierte Vitamin-D-Zufuhr. Vorher sollten der Vitamin-D- und Kalzium-Spiegel im Blut gemessen werden.

Kaffee bei hohem Blutdruck?

Immer wieder fragen Menschen mit Bluthochdruck, ob sie weiter Kaffee trinken dürfen. Einige stellen den Kaffeekonsum sogar von sich aus ein oder wechseln auf entkoffeinierte Sorten. Entgegen landläufiger Meinung erhöht Kaffeegenuss den Blutdruck nicht relevant. In einer diesbezüglichen Untersuchung mit über 170.000 Personen fand sich kein wesentlicher Zusammenhang zwischen der täglichen Kaffeemenge und dem Blutdruck. Eine andere Untersuchung mit mehr als 200.000 Teilnehmern zeigte sogar, dass Menschen, die regelmäßig Kaffee tranken, seltener einen Bluthochdruck entwickelten. Es gibt also keinen Grund, wegen des Blutdrucks auf Kaffee zu verzichten.

Dazu kommen weitere günstige Wirkungen von Kaffee, denn als pflanzliches Produkt beinhaltet er sekundäre Pflanzenstoffe, die antioxidativ wirken und die Zellen weniger altern lassen. In weiteren Studien hat sich gezeigt, dass Kaffeegenuss z. B. das Auftreten eines Diabetes oder von Kreislauferkrankungen vermindert. Kaffee hat also zu Unrecht bei manchen einen schlechten Ruf als ungesundes Genussmittel. Das Gegenteil trifft zu: Kaffee ist, zumindest in Maßen (maximal drei Tassen pro Tag) ein Getränk, das durchaus die Gesundheit unterstützt. Wenn Sie also gerne Kaffee trinken und auch gut vertragen, spricht aus gesundheitlicher Sicht nach allem, was man inzwischen weiß, nichts gegen den Kaffeegenuss.

Beispiele für blutdruckgesundes Genießen

Hähnchenpaella

Eine Portion enthält:
400 kcal
30 g Eiweiß
12 g Fett
34 g Kohlenhydrate

Zutaten für zwei Personen

2 EL Rapsöl
200 g Hähnchenfleisch
Salz, Pfeffer
3 Zwiebeln
2 Möhren
3 rote Paprika
2 Zehen Knoblauch
200 g Erbsen (TK)
2 TL Paprikapulver, edelsüß
1 Briefchen Safranfäden
200 g Naturreis
500 ml Gemüsebrühe
2 Lorbeerblätter
½ Bund glatte Petersilie

Zubereitung

1 Das Öl in einer Bratpfanne erhitzen. Hähnchenfleisch in Würfel schneiden, rundum anbraten, leicht salzen und pfeffern und aus der Pfanne nehmen.

2 Zwiebeln abziehen und würfeln, Möhren schälen und klein schneiden, die Paprika waschen, entkernen und in kleine Stücke schneiden, den Knoblauch schälen und fein schneiden.

3 Alles mitsamt den Erbsen unter Rühren in der Pfanne braten. Paprikapulver und das gebratene Fleisch hinzufügen.

4 Den Safran in der Gemüsebrühe auflösen. Reis zum Gemüse in die Pfanne geben und sofort mit der Gemüsebrühe aufgießen. Mit Salz abschmecken.

5 Die Lorbeerblätter dazugeben. Alles umrühren und alles zugedeckt etwa 20 Minuten quellen lassen. Dabei nicht mehr rühren!

6 Die Lorbeerblätter entfernen, die gehackte Petersilie unter den Reis heben und servieren.

Gebackene Kartoffeln mit fettarmem Kräuterquark

Eine Portion enthält:
410 kcal
10 g Eiweiß
10 g Fett
41 g Kohlenhydrate

Zutaten für zwei Personen

500 g mittelgroße festkochende Kartoffeln
1 EL Olivenöl
¼ TL schwarzer Pfeffer
¼ TL Paprika, edelsüß
¼ TL Curry
¼ TL Kreuzkümmel, gemahlen
Salz
50 g Kräuterquark, light

Zubereitung

1 Die Kartoffeln gründlich waschen, in 0,5 cm dicke Scheiben schneiden und in eine Schüssel geben. Den Backofen auf 200 °C Ober- und Unterhitze vorheizen.

2 Das Öl über die Kartoffeln träufeln und gut vermengen. Die Gewürze in einem kleinen Schälchen vermischen und über die Kartoffeln streuen, eine Prise Salz hinzufügen, ebenfalls gut vermischen.

3 Die Kartoffeln auf einem Backblech verteilen und im Backofen auf der mittleren Stufe ca. 30 Minuten backen.

4 Den Quark als Dip servieren.

Gemüseaufstrich

Eine Portion enthält:
65 kcal
5 g Eiweiß
3 g Fett
4 g Kohlenhydrate

Zutaten für zwei Personen

5 Radieschen
1 kleine Möhre
¼ kleine Zwiebel
2 gehäufte EL Magerquark
1 EL Schmand
Salz. Pfeffer
Zitronensaft
2 EL gehackte Petersilie und Schnittlauch

Zubereitung

1 Radieschen und Möhre putzen, waschen und fein raspeln. Die Zwiebel fein hacken. Quark und Schmand gut verrühren, das Gemüse daruntermengen und mit Salz, etwas Pfeffer und Zitronensaft würzen.

2 Vor dem Servieren eine Stunde ziehen lassen und mit den gehackten Kräutern servieren.

Alkohol in Maßen

Ob und wie viel Alkohol der Gesundheit zuträglich ist, ab wann Alkohol anfängt zu schaden und ob Alkoholkonsum aus medizinischer Sicht empfohlen werden kann, gehört zu den häufigen Fragen, die nicht nur meine Patienten interessieren.

Oft werden Untersuchungen erwähnt, denen zufolge insbesondere der mäßige Genuss von Wein (etwa 150 ml täglich) das Risiko senken kann, einen Herzinfarkt und weitere Herz-Kreislauf-Erkrankungen zu entwickeln. Unter anderem werden dafür bestimmte Stoffe, die im Wein vorkommen, die sogenannten Polyphenole, verantwortlich gemacht. Studien müssen immer sehr sorgfältig gedeutet werden. Wer z. B. nur erfragt, wer regelmäßig Wein trinkt, und diese Angabe dann mit Erkrankungen ins Verhältnis bringt, beachtet nicht, dass z. B. Menschen, die bereits erkrankt sind, im Durchschnitt weniger Alkohol trinken dürfen als gesunde Menschen.

Nach meiner Erfahrung sind die Nachteile und Risiken von regelmäßigem Alkoholkonsum allerdings so hoch, dass eventuelle positive Auswirkungen, die möglicherweise durch den Gehalt an den genannten Stoffen vorliegen, in den Hintergrund treten. Abgesehen von der Kalorienmenge darf das Abhängigkeitspotenzial von Alkohol nicht außer Acht gelassen werden. Nicht wenige Menschen steigern den Alkoholkonsum bei regelmäßigem Genuss allmählich, sodass dieser bedenklich oder schon definitiv gesundheitsschädlich wird. Lebererkrankungen und neurologische Schäden können die Folge sein.

Falls Sie regelmäßig etwas Alkohol trinken, wären maximal 250 ml Wein oder 500 ml Bier täglich für Männer zu empfehlen, für Frauen die Hälfte, also 250 ml Bier oder 125 ml Wein, da bei Frauen der Flüssigkeitsgehalt des Körpers geringer ist als bei Männern. Die gleiche Menge Alkohol führt deshalb bei Frauen zu einem höheren Alkoholgehalt im Blut.

Bei größeren Mengen lässt sich leicht überschlagen, welche Kalorienmengen allein durch Alkoholkonsum zusammenkommen. Außerdem geht Alkohol oft mit dem Knabbern von Snacks einher – was ebenfalls nicht der Gesundheit zuträglich ist. Bei Bluthochdruck steigert Alkohol zudem den Blutdruck, sodass ich regelmäßigen Alkoholkonsum aus medizinischer Sicht nicht empfehlen kann. Nach meiner Einschätzung sollte niemand Alkohol regelmäßig konsumieren, in der Vorstellung, damit etwas Gutes für die Gesundheit zu tun.

Alkohol trägt durch seinen Kaloriengehalt zum Übergewicht bei: 1 g Alkohol enthält 7 kcal, ein halber Liter Bier (Pils) ca. 250 kcal, 250 ml Wein etwa 180 kcal.

Alkohol- und Kaloriengehalt ausgewählter Getränke

GETRÄNK	ALKOHOL IN VOL.-%	KCAL JE 100 ML
Pils, Kölsch, Altbier, Weizenbier	5	ca. 50
Rotwein, Weißwein	10–12	ca. 70
Sekt	12	ca. 85
Weinbrand	38	ca. 250
Liköre	30	ca. 280

Alkohol in Maßen

Falls Sie gern etwas Rotwein oder Bier trinken und dabei unter der oben genannten Menge bleiben, können Sie dies beibehalten. Wenn Sie aber keinen oder nur sehr wenig Alkohol trinken, sollten Sie bei Bluthochdruck nicht damit beginnen, um vermeintlich Herz-Kreislauf-Erkrankungen vorzubeugen.

Trinken Sie bislang regelmäßig mehr als die unten empfohlenen Alkoholmengen, sollten Sie die Menge auf die oben empfohlenen Maße reduzieren, um Ihren Blutdruck zu senken. Legen Sie ab und zu auch Tage ganz ohne Alkohol ein.

Gute Mikronährstoffe bei Bluthochdruck

Vitamin D und Kalzium

Ein Vitamin-D-Mangel erhöht den Blutdruck, und es wurde eine erhöhte Rate an Herzinfarkten, Herzschwäche und sogar ein Anstieg der Sterblichkeit beobachtet. Daher verdient dieses Vitamin eine besondere Aufmerksamkeit, gerade bei Bluthochdruck.

Sonnenlicht verbessert den Vitamin-D-Haushalt und wirkt auch der Osteoporose entgegen.

Vitamin D übt eine wichtige Funktion im Kalziumhaushalt unseres Organismus aus. Kalzium und Vitamin D sind für eine gesunde Knochenbildung und speziell bei Frauen jenseits der Menopause zur Vorbeugung von Osteoporose (Gefahr von Knochenbrüchen!) unabdingbar. Die Bildung des aktiven Vitamins D geschieht unter Sonneneinwirkung in der Haut. Ein Teil des Vitamins D wird zudem mit der Nahrung aufgenommen. Um eine ausreichend hohe Vitamin-D-Versorgung sicherzustellen, ist deshalb die Sonneneinstrahlung von großer Bedeutung. Regelmäßige Spaziergänge, Walking etc. eignen sich also auch dazu, den Vitamin-D-Haushalt zu verbessern.

Ein Vitamin-D-Mangel erhöht den Blutdruck und sollte daher ausgeglichen werden.

Zwar kann die zusätzliche Aufnahme von Vitamin D bei Menschen, die keinen Mangel aufweisen, nicht den Blutdruck senken. Sehr wohl sollte aber ein Vitamin-D-Mangel vermieden und, falls ein solcher vorliegt, ein Ausgleich erfolgen. Vitamin-D-Mangel kommt viel häufiger vor als angenommen. Gerade am Ende des Winters weisen sehr viele Menschen einen solchen Mangel auf. Ich empfehle Ihen daher, Ihre Vitamin-D-Spiegel im Blut – allerdings nicht am Ende des Sommers, sondern eher zum Winterende – zu bestimmen, um künftig zu Beginn des Herbstes, wenn das Sonnenlicht also stark abnimmt, eine Vitamin-D-Zufuhr zu beginnen. Falls bei einer Vitamin-D-Messung z. B. im Herbst der Wert an der Untergrenze liegt, lohnt sich eine Kontrolle im Winter.

Auch fette Fischsorten, die, wie schon beschrieben, reich an Omega-3-Fettsäuren sind, beinhalten Vitamin D. Da Vitamin D darüber hinaus für die Knochenstabilität von Bedeutung ist –

ebenso übrigens wie regelmäßige Bewegung –, tun Sie auch gleichzeitig etwas zur Vorbeugung vor Osteoporose. Dasselbe gilt für Kalzium, das reichlich in Milch und Milchprodukten enthalten ist. Auch hier sollten Sie auf eine ausreichende Zufuhr Wert legen. Eine routinemäßige Einnahme von Kalziumtabletten, wie es früher bei Frauen nach der Menopause üblich war, ist nicht zu empfehlen, da unter dieser Kalziumzufuhr vermehrte Schäden der Blutgefäße festgestellt wurden.

Die meisten Vitamine und Mikronährstoffe befinden sich in und unmittelbar an der Obstschale, weshalb Sie Obst nicht schälen sollten.

Kalium

Verschiedene Untersuchungen deuten darauf hin, dass eine Erhöhung der Kaliumaufnahme den Blutdruck senkt. Die in unseren Breiten übliche Kost beinhaltet lediglich etwa 2 g Kalium täglich. Eine Erhöhung der Kaliumzufuhr auf über 3–4 g täglich wird empfohlen und kann durch eine Steigerung der Obst- und Gemüsezufuhr erreicht werden. Die Einnahme spezieller Kaliumtabletten oder -kapseln ist zur Blutdrucksenkung dagegen nicht sinnvoll. Viel besser ist es, mehr Gemüse zu essen, was Sie ohnehin im Rahmen der Ernährungsumstellung tun.

In der Tabelle sind einige Nahrungsmittel mit hohem Kaliumgehalt aufgeführt, die zur Steigerung der Kaliumzufuhr beitragen. Viele Obstsorten sind wertvolle Kaliumlieferanten. Wegen seines Fruchtzuckergehalts sollte Obst aber dabei auf eine bis zwei Portionen begrenzt werden.

Auch Trockenfrüchte erhöhen effektiv die Kaliumzufuhr.

Kaliumgehalt ausgewählter Lebensmittel

100 g NAHRUNGSMITTEL	KALIUMGEHALT IN mg
Obst	
Orange	250
Banane	480
Avocado	500
Datteln	650
Rosinen	860
Getrocknete Aprikosen	1300
Gemüse	
Erbsen	320
Kohlrabi	370
Kürbis	380
Brokkoli	400
Rosenkohl	400
Kartoffeln	410
Champignons	420
Grünkohl	440
Spinat	600
Gelbe Erbsen	940
Weiße Bohnen	1300
Fleisch	
Huhn	360
Schweinefleisch	375
Rindfleisch	425
Fisch	
Barsch	330
Seelachs	370
Makrele	400

Schritt 4 – Durch Abnehmen den Blutdruck senken

Jedes Kilo weniger senkt den Blutdruck

In aller Regel werden Sie mit der im vorigen Kapitel beschriebenen Ernährungsumstellung die gewünschte Gewichtsreduktion erzielen, vor allem, wenn Sie sich eine regelmäßige körperliche Betätigung angewöhnt haben. Setzen Sie sich kleine, realistische Ziele. Denn jedes Kilo, das Sie abnehmen, hilft Ihren Blutdruck zu senken und verbessert Ihre Gesundheit. Mit einer Gewichtsabnahme von 4 kg können Sie bereits eine Senkung Ihres Blutdrucks um etwa 4–8 mmHg erwarten – ein sehr lohnendes Ziel.

> 1 kg Gewichtsabnahme senkt den Blutdruck um 1–2 mmHg! Mit 5 kg Abnahme erreichen Sie 5–10 mmHg.

Wenn der erste Schritt getan ist und Sie Ihre Ernährung umgestellt haben, ist eine allmähliche Normalisierung des Körpergewichts bereits durch diese Maßnahme zu erwarten. Seien Sie geduldig, denn auch eine langsame Gewichtsabnahme von 1–2 kg im Monat bedeutet, dass Sie nach drei Monaten 3–6 kg weniger wiegen.

Vor drastischen Diäten rate ich wegen der schlechten Langzeitergebnisse ab. Lassen Sie sich bitte nicht von noch so verlockenden Versprechen der Hersteller von Diätprodukten blenden. Dauerhaft hilft Ihnen nur eine Ernährungsumstellung. Der häufig versprochene „mühelose" Weg zum Abnehmen ist eine Mogelpackung. Dagegen senkt die Ernährungsumstellung das Gewicht zwar langsamer als eine radikale Diät, das Ergebnis wird dafür nachhaltig und die Mühe einer dauerhaften Ernährungsumstellung durch einen erheblichen Zuwachs an Gesundheit und Wohlbefinden und schließlich durch deutlich bessere Blutdruckwerte belohnt.

Übergewicht und Bluthochdruck

Übergewicht erhöht den Blutdruck deutlich, wie auch große Untersuchungen (Framingham-Studie) gezeigt haben. Neben der Blutdruckerhöhung birgt Übergewicht weitere erhebliche Gesundheitsrisiken. Es begünstigt stark das Auftreten der Zuckerkrankheit (Diabetes mellitus), erhöht die schädlichen Blutfette und kann Gelenkschäden hervorrufen.

Über 50 % der Menschen in unserer Gesellschaft weisen ein Übergewicht auf.

Menschen mit Übergewicht entwickeln mehr als sechsmal häufiger einen Bluthochdruck als normalgewichtige Personen, und eine Gewichtsreduktion gehört zu den wirksamsten Maßnahmen, um den Blutdruck zu senken.

Eine Gewichtsreduktion und eine optimierte Ernährung kann bei Menschen mit Bluthochdruck nicht hoch genug bewertet werden. Die zwei Säulen der Gewichtsreduktion sind eine Ernährungsumstellung und eine Steigerung der körperlichen Aktivität. Beide müssen Hand in Hand gehen, wenn Sie ein gesundes Gewicht auf Dauer halten möchten.

Für Übergewichtige gilt, dass jedes Kilo, das abgenommen wird, den Blutdruck messbar senkt. Wie weit der Blutdruck dabei sinkt, ist von Mensch zu Mensch verschieden. Als Faustregel gilt, dass eine Gewichtsabnahme von 1 kg den Blutdruck um etwa 1–2 mmHg senkt. In der Praxis senkte in einer Untersuchung, die diesen Zusammenhang überprüfte, eine Gewichtsreduktion um 10 kg den systolischen (oberen) Blutdruckwert um 10–20 mmHg und den diastolischen Wert um ca. 10 mmHg. Es lässt sich feststellen, dass im Durchschnitt mit einer solchen Gewichtsreduktion der Blutdruck um etwa denselben Betrag gesenkt werden kann wie mit einem einzigen Blutdruckmedikament.

Bei leichtem bis mäßigem Übergewicht kann durch die Gewichtsreduktion der Blutdruck gesenkt oder sogar normalisiert werden. Dabei zählt jedes Kilogramm, denn der Blutdruck sinkt nicht erst, wenn das Normalgewicht erreicht wird, sondern mit jedem abgenommenen Kilo.

Wann sollte man zur Blutdrucksenkung abnehmen?

Zwar haben die meisten Menschen eine gewisse Vorstellung davon, welches Gewicht noch akzeptabel und wann es zu viel ist, doch die Frage, ab wann eigentlich das Gewicht gesundheitsschädlich ist, bedarf einiger Erläuterungen. Hier sind statistische Daten hilfreich, die zeigen, ab welchem Gewicht sich bestimmte Erkrankungen häufen und schließlich die Lebenserwartung sinkt.

Zur genauen Einteilung des Körpergewichts hat sich der Body-Mass-Index (BMI) bewährt, der sich aus dem Körpergewicht in Kilogramm und der Körperlänge in Metern folgendermaßen berechnet. Dazu ein Beispiel: Für eine Person mit 76 kg bei 1,80 m beträgt der BMI: 76 x (1,80 x 1,80) = 23,5.

> BMI:
> Gewicht in kg/ (Körpergröße in Metern x Körpergröße in Metern).

In der Tabelle auf Seite 100 können Sie mithilfe Ihrer Größe und Ihres Gewichtes sehen, welcher Gewichtsgruppe Sie zuzuordnen sind. Als normalgewichtig gelten Personen mit einem BMI zwischen 18,5 und 25. Nach Möglichkeit sollten Sie diesen Bereich anstreben. Ein Wert über 30 ist deutlich zu hoch und bedeutet ein erhebliches Gesundheitsrisiko.

Gewichtseinteilung nach BMI der Weltgesundheitsorganisation (WHO)

GEWICHTSGRUPPE	BMI IN kg/m^2
Untergewicht	< 18,5
Normalgewicht	18,5–25
Übergewicht	25–30
Adipositas (Fettsucht) Grad I–II	30–40
Adipositas (Fettsucht) Grad III	> 40

Wenn Sie ungern rechnen, können Sie aus der folgenden Tabelle ablesen, in welcher BMI-Gruppe Sie liegen. Suchen Sie bitte einfach links bei der Größe und in der Tabelle bei dem Gewicht die

Werte, die Ihren am nächsten kommen. An der Farbe können Sie sofort ablesen, welcher BMI-Gruppe die Werte entsprechen.

Häufig wird auch ein einfacherer Wert herangezogen, der sogenannte Broca-Index, der sich aus der Größe in Zentimetern minus 100 ergibt. Beispielsweise ergeben sich bei 180 cm (180–100 = 80) 80 kg als Broca-Gewicht. Ein Gewicht bis 10 % über oder unter diesem Wert entspricht dem Normalgewicht. Das Broca-Gewicht ist weniger genau als der BMI, liefert jedoch im Alltag einen schnell und einfach zu bestimmenden Anhaltswert. Da der BMI jedoch die genaueren Werte liefert, sollte er bevorzugt werden.

GRÖSSE IN cm	UNTER-GEWICHT BMI UNTER 18,5	NORMAL-GEWICHT BMI 18,5–25	ÜBER-GEWICHT BMI 25–30	STARKES ÜBER-GEWICHT BMI ÜBER 30
160	< 47,5	47,6–64,0	64,1–76,8	> 76,8
162	< 48,4	48,5–65,6	65,7–78,7	> 78,7
164	< 49,7	49,8–67,2	67,3–80,7	> 80,7
166	< 51,0	51,1–68,9	69,0–82,7	> 82,7
168	< 52,3	52,4–70,6	70,7–84,7	> 84,7
170	< 53,3	53,4–72,3	72,4–86,7	> 86,7
172	< 54,7	54,8–74,0	74,1–88,8	> 88,8
174	< 56,0	56,1–75,7	75,8–90,8	> 90,8
176	< 57,3	57,3–77,4	77,5–92,9	> 92,9
178	< 58,6	58,7–79,2	79,3–95,1	> 95,1
180	< 59,9	60,0–81,0	81,1–97,2	> 97,2
182	< 61,3	61,4–82,8	82,9–99,4	> 99,4
184	< 62,6	62,7–84,6	84,7–101,6	> 101,6
186	< 64,0	64,1–86,5	86,6–103,8	> 103,8
188	< 65,4	65,5–88,4	88,5–106,0	> 106,0
190	< 66,8	66,9–90,3	90,4–108,3	> 108,3

Um den Blutdruck und darüber hinaus das Risiko für Herz- und Gefäßerkrankungen zu senken, ist ein BMI-Wert bis 25 als optimal anzusehen. Bei Werten, die darüberliegen, lohnt es sich, das Gewicht zu reduzieren. In jedem Fall wird eine Senkung des Gewichtes bei einem BMI über 30 empfohlen. Bei höherem Übergewicht muss nicht sofort Normalgewicht angestrebt werden, weil bereits eine Abnahme um 7 % des Körpergewichts sowohl Blutfette als auch Blutdruck erheblich verbessert. Mit einer Abnahme von 9 kg konnte bei mehr als 28.000 Frauen zwischen 40 und 64 Jahren das Sterblichkeitsrisiko um 25 % gesenkt werden.

> Um den Blutdruck zu senken, ist ein BMI-Wert bis 25 optimal.

Das Bauchfett – besonders gefährlich

Seit einiger Zeit weiß man, dass nicht nur das Gewicht eine Rolle für die Gesundheit spielt, sondern auch die Fettverteilung. Bei gleichem BMI sind also interessanterweise nicht alle Personen gleich gefährdet. Vor allem das Fettgewebe in der Bauchpartie ist mit einer höheren Gesundheitsgefährdung verbunden.

Vielleicht fragen Sie sich, warum das Fett in einem Körperbereich gefährlicher sein kann als in einem anderen. Untersuchungen hierzu zeigen, dass Fettzellen eine Reihe von Hormonen und anderen Botenstoffen bilden, die zusammen als Adipokine bezeichnet werden. Fettgewebe ist also nicht ein reiner Energiespeicher, sondern es entfaltet eine starke Hormonaktivität. Um die 100 verschiedene Hormone sind bisher bekannt, die im Fettgewebe gebildet werden.

Vor allem das Fett im Bereich der Bauchorgane, in der Fachsprache als „viszerales Fett“ und landläufig als Bauchfett bezeichnet, trägt dazu bei, den Blutdruck zu erhöhen. Da es auch den wichtigen Risikofaktoren Cholesterin und Diabetes Typ 2 Vorschub leistet, kommt dem Bauchfett eine zentrale Rolle zur Senkung des Herz- und Gefäßrisikos zu.

> Vor allem das Fett im Bereich der Bauchorgane trägt dazu bei, den Blutdruck zu erhöhen.

Neben dem Gesamtgewicht, das man auf die Waage bringt, ist deshalb dieses spezielle Bauchfett zu berücksichtigen. Da man es

Nicht nur das Gewicht, auch der Bauchumfang bestimmt das Risiko für Herz-Kreislauf-Erkrankungen.

nicht ohne größeren Aufwand direkt messen kann, hat es sich bewährt, den Bauchumfang als Maß für das Bauchfett zu bestimmen. Als Obergrenze gelten bei Männern 102 cm und bei Frauen 88 cm. Spätestens also bei diesen bereits recht hohen Werten haben Menschen ein bedeutsames Herz-Kreislauf-Risiko. In diesen Fällen gehört die Gewichtsreduktion zu den wichtigen Maßnahmen, um den Blutdruck zu regulieren und das Gesundheitsrisiko wesentlich zu verbessern.

Vor allem das Fett im Bereich der Bauchorgane, in der Fachsprache als „viszerales Fett" und landläufig als Bauchfett bezeichnet, trägt dazu bei, den Blutdruck zu erhöhen.

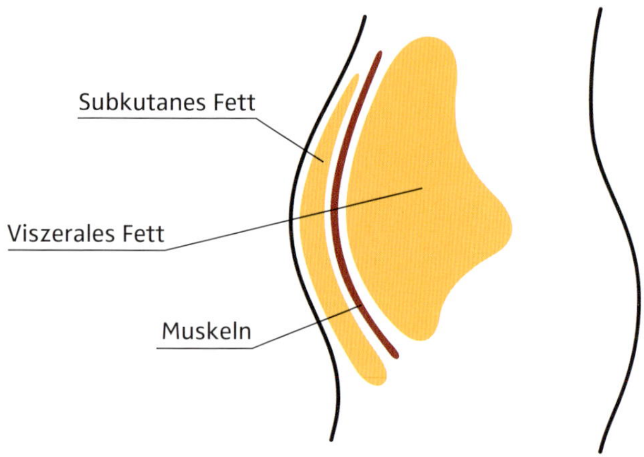

Noch besser als mit dem einfachen Bauchumfang lässt sich das Risiko mit dem Verhältnis von Taillen- zu Hüftumfang abschätzen, der sogenannten „Waist-to-Hip-Ratio“. Damit wird auch die allgemeine Statur berücksichtigt, die ja auch den Bauchumfang mit beeinflusst. Wissenschaftliche Daten, beispielsweise die INTERHEART-Studie, belegen, dass dieser Wert das Herz-Kreislauf-Risiko akkurater als der BMI angibt. Spätestens bei einem Wert über 0,8 bei Frauen und 0,9 bei Männern kann aus einer Gewichtsreduktion zur Senkung der Blutfette und Verbesserung der Gesundheit ein beträchtlicher Nutzen gezogen werden.

Waist-to-Hip-Ratio oder BMI?
Sicherlich trägt der Bauchumfang mehr dem Umstand Rechnung, dass bei gleichem BMI natürlich Personen mit einem höheren Muskulaturanteil und entsprechend geringerem Bauchumfang ein günstigeres Gesundheitsrisiko aufweisen als Personen mit dem gleichen BMI-Wert, aber größerem Fettanteil (und daher größerem Bauchumfang) und geringerem Muskelanteil. Denken Sie an einen Bodybuilder mit zwar rechnerisch hohem BMI, aber wenig Fettgewebe bei durchtrainiertem Körper. Dieser Unterschied wird mit dem Bauchumfang offensichtlich: Der Bodybuilder weist einen geringen Bauchumfang auf, der Untrainierte mit gleichem BMI nicht.

Die Messung des Bauchumfangs erfolgt oberhalb des Dammbeins. Das ist der Knochen, den Sie seitlich unter dem Weichteilgewebe kurz unter dem Rippenbogen tasten. Das Messband verläuft waagerecht, also parallel zum Boden. Die Messung wird am Ende der Ausatmung bei entspanntem Bauch (nicht den Bauch dabei einziehen!) durchgeführt, ohne den Bauch mit dem Messband einzuengen.

Abnehmen ohne Jo-Jo-Effekt

Eine unüberschaubare Anzahl an Diäten verspricht eine schnelle Gewichtsabnahme, ohne zu hungern. Wie Sie vielleicht am eigenen Leib erfahren oder im Bekanntenkreis gesehen haben, sind jedoch die mühsam abgenommenen Kilos zumeist rasch wieder zugelegt. Grund dafür ist, dass nach den meisten Diäten die falschen Essgewohnheiten, die man sich über lange Jahre und Jahrzehnte angewöhnt hat, wieder aufgenommen werden und es daher nur eine Frage der Zeit ist, bis man das alte Gewicht wieder erreicht hat.

Außerdem stellt sich der Stoffwechsel bei stark kalorienreduzierten Diäten auf die geringere Nahrungszufuhr ein und verwertet das Nahrungsangebot besser. Das ist ein Anpassungsmechanismus, der sich bei Säugetieren im Laufe der Evolution entwickelt hat, um so Notzeiten besser zu überstehen. Bei Nahrungsknappheit wurde der Stoffwechsel entsprechend auf „Sparflamme" gestellt und, sobald wieder mehr Nahrung vorhanden war, speicherte der Organismus diese vermehrt in Form von Körperfett.

Unsere Muskeln sind die Hauptbrennzelle des Körpers. Deshalb sollte ein Bewegungsprogramm immer das Abnehmen begleiten, um einen Muskelabbau zu vermeiden.

Entsprechend reagiert unser Körper noch heute, sodass unser Organismus nach einer Diät das höhere Kalorienangebot noch intensiver nutzt und auf diese Weise nicht selten sogar mehr zugelegt wird, als man abgenommen hat. Dies ist der bekannte Jo-Jo-Effekt, da das Gewicht wie ein Jo-Jo unter der Diät abfällt und anschließend erneut hochschnellt.

Mehr Erfolg als extreme Diäten verspricht eine vernünftige Ernährungsumstellung, bei der eine nicht zu schnelle Gewichtsabnahme von etwa 500 g wöchentlich angestrebt wird. Da Männer einen höheren Grundumsatz haben, wird dabei für die meisten Frauen eine Kalorienmenge von etwa 1200 kcal, bei Männern zumeist von 1500 kcal angesetzt, natürlich unter Berücksichtigung der täglich verrichteten Arbeiten. Falls damit kein ausreichender Gewichtsrückgang zu erzielen ist, sollte die Kalorienmenge um weitere 200 kcal täglich reduziert werden.

Anstelle einer Diät ist eine vernünftige Umstellung der Ernährung langfristig Erfolg versprechender.

Eine Reduktion der Kalorien um 500–1000 kcal täglich lässt eine Gewichtsabnahme um 0,5–1 kg pro Woche erwarten. Anfangs wird das Gewicht stärker abfallen, später langsamer. Nach Erreichen des Zielgewichts können Sie wieder normal essen, sollten aber die Prinzipien einer gesunden Ernährung aus diesem Buch beibehalten, um Ihr Gewicht zu halten. Wenn es Ihnen gelingt, damit über ein halbes Jahr das erreichte Gewicht zu stabilisieren, stehen Ihre Chancen gut, dieses Gewicht auf Dauer zu halten.

Keine Ernährungsumstellung ohne Bewegung

Extrem unterstützt wird das Abnehmen durch regelmäßige körperliche Betätigung. Wer sich sonst wenig bewegt, wird allein durch regelmäßiges Spazierengehen deutlich leichter und schneller abnehmen.

Abnehmen nur durch sportliche Aktivität ohne Änderung der Ernährungsgewohnheiten ist dagegen kaum zu schaffen. Die Steigerung der körperlichen Aktivität hilft jedoch, direkt Kalorien zu verbrennen und den Blutdruck zu senken und kräftigt die Muskulatur, wodurch es leichterfällt, Gewicht zu verlieren bzw. das erreichte Gewicht zu halten. Die folgende Tabelle zeigt Ihnen, wie viele Kalorien mit den verschiedenen Bewegungs- und Sportarten verbraucht werden können.

Kalorienverbrauch nach Sportart pro Stunde

SPORTART	ENERGIEVERBRAUCH (KCAL/STUNDE)
Joggen mit 9–10 km/h	700–750
Radfahren 20 km/h	650
Radfahren 15 km/h	400
Schwimmen	350
Walking	300–400
Wandern	300
Gehen	250

Sie müssen generell keine Kalorien zählen, jedenfalls nicht regelmäßig. Es kann jedoch am Anfang hilfreich sein, sich anhand einer Kalorientabelle einen Überblick über den Kaloriengehalt der Nahrungsmittel zu verschaffen, die Sie regelmäßig essen, und Alternativen für stark Kalorienhaltiges zu suchen. Auf Dauer kommen Sie nach erfolgreicher Umstellung Ihrer Ernährung ohne Kalorienzählen aus.

Ein Ernährungstagebuch hilft vielen Menschen beim Abnehmen.

Eine gute Hilfe beim Abnehmen ist ein Ernährungstagebuch, in das Sie alle Ihre Mahlzeiten eintragen, die Sie an einem Tag zu sich nehmen. Damit festigen Sie Ihre neuen Essgewohnheiten und können erkennen, wo noch Verbesserungsmöglichkeiten sind. Das Ernährungstagebuch sollte aber nicht Ihr Dauerbegleiter werden, sondern für eine Zeit von ca. zwei Wochen geführt werden.

Sinken nach einer Fettabsaugung die Blutfette?

Dieser Gedanke ist zunächst naheliegend, nachdem die vielen positiven Auswirkungen einer Gewichtsabnahme auf die Blutfette, den Blutdruck und den Blutzuckerstoffwechsel bekannt sind. Aber kann man durch eine Fettabsaugung, die oft aus kosmetischen Gründen durchgeführt wird, dieselben Effekte erzielen wie mit einer Gewichtsreduktion?

Vergleicht man nach einer Fettabsaugung von im Durchschnitt 10,5 kg Werte wie Blutfette, Blutdruck etc. mit den Ausgangsbefunden, lässt sich, im Gegensatz zur Gewichtssenkung durch diätetische Maßnahmen, keine relevante Besserung dieser Werte feststellen. Nur der Leptinspiegel sinkt nach einem solchen Eingriff (Leptine signalisieren dem Gehirn Sättigung).

Grund dafür ist, dass bei der Fettabsaugung das oberflächliche Fettgewebe der Haut im Bauchbereich entfernt wird. Dieses entfaltet im Vergleich zum Bauchfett in der Bauchhöhle (Viszeralfett) nur wenig stoffwechselaktive Wirkungen. Das tief liegende, hormonaktive Bauchfett bleibt bei der Fettabsaugung erhalten – um eine Gewichtssenkung durch Ernährungsumstellung und Bewegung kommt man also nicht herum.

Übergewicht – genetisch bedingt?

Oft wird darüber diskutiert, ob und welche Rolle die Veranlagung beim Übergewicht spielt. Um Licht in diese Fragestellung zu bringen, hat man eineiige, also genetisch völlig identische Zwillinge verglichen, die in unterschiedlichen Familien aufgewachsen sind.

Würde die genetische Veranlagung keine Rolle spielen, wäre zu erwarten, dass sich das Gewicht der Zwillinge im Durchschnitt nicht stärker ähnelt als sonst bei zwei beliebigen Individuen. Die Beobachtung war aber eine andere: Nur selten war einer der Zwillinge allein übergewichtig. Trotz unterschiedlicher Umwelteinflüsse zeigten in der Regel beide Zwillinge ein Übergewicht.

Bei Menschen, die abnehmen möchten, fällt auch bei ähnlicher Kalorienaufnahme das Abnehmen oft sehr unterschiedlich aus. Dazu wurde ein interessanter Versuch unternommen: Die Teilnehmer erhielten pro Tag 1000 kcal zusätzlich über acht Wochen. Sie sollten sich obendrein wenig bewegen. Nun könnte man meinen, dass nach acht Wochen bis auf gewisse Schwankungen jeder Teilnehmer vergleichbar deutlich zunehmen würde. Doch weit gefehlt. Die Teilnehmer, die am meisten zugenommen hatten, brachten gut 4 kg mehr auf die Waage. Diejenigen mit der geringsten Zunahme hatten trotz der 1000 kcal mehr am Tag aber nur 360 g zugenommen.

> Manche Menschen können deutlich mehr essen als andere, ohne an Gewicht zuzulegen.

Es ist kein Mythos, dass einige Menschen deutlich mehr essen können als andere, ohne zuzunehmen, während andere viel schneller an Gewicht zulegen. Auch ist eine genetische Veranlagung zum Übergewicht medizinisch feststellbar. Bei einigen Menschen scheint der Energieverbrauch – genetisch bedingt – gesteigert zu werden, wenn sie mehr essen. Der Mehrverbrauch entsteht vermutlich durch eine minimale, aber lang dauernde Steigerung der Muskelanspannung und durch unbewusste Spontanaktivitäten in Form geringer Bewegungen. Diese teilweise fast unmerklichen Bewegungen, wie Anspannung beim Stehen oder dezente, aber häufige Bewegungen, die unwillkürlich ablaufen, scheinen sich im Laufe des Tages zu einer beträchtlichen Summe aufzuaddieren. In der Fachsprache wird dieses Phänomen als NEAT bezeichnet (*Non-Exercise Activity Thermogenesis*), also Wärmeerzeugung, die durch unbewusste körperliche Aktivität zustande kommt.

> Es ist kein Mythos, dass einige Menschen mehr essen können als andere, ohne zuzunehmen, während andere viel schneller an Gewicht zulegen.

Die persönliche Veranlagung, die uns also mit den Genen in die Wiege gelegt wird, beeinflusst das Gewicht. Es sind mittlerweile rund 40 Gene bekannt, die das Gewicht steuern. Obwohl die individuelle genetische Veranlagung beim Übergewicht eine Rolle spielt, bedeutet dies aber nicht, dass Übergewicht ein unabwendbares Schicksal darstellt. Unabhängig von der Veranlagung kann jeder Mensch ein normales Körpergewicht erreichen und halten, auch wenn es einigen mehr Anstrengung abverlangt als anderen.

Kalorien, die den Bedarf überschreiten, werden – egal ob sie aus Kohlenhydraten, Eiweiß oder Fett stammen – nahezu vollständig im Fettgewebe gespeichert, weil Fett die einzige größere Speichermöglichkeit im Körper darstellt. Die vorhandenen Fettzellen lagern zunächst das zusätzliche Fett ein. Kommt weiteres Fett hinzu, werden neue Fettzellen gebildet, um die Speicher zu erhöhen. Während die vergrößerten Fettzellen sich beim Abnehmen wieder verkleinern, bilden sich neu produzierte Fettzellen nicht mehr zurück. Die größere Zahl an Fettzellen bleibt also auch nach dem Abnehmen lebenslang erhalten.

Setzen Sie sich realistische Ziele

Bevor Sie mit einer Gewichtsreduktion beginnen, ist es sinnvoll, dass Sie sich ein realistisches, ruhig zunächst kleineres Ziel setzen. Es ist oft unrealistisch, sofort ein Normalgewicht um jeden Preis anzustreben. Allgemein hat es sich bewährt, zunächst eine überschaubare Gewichtsabnahme von ca. 7 % des Körpergewichts anzustreben, die nachweislich den Blutdruck spürbar verbessert und die allgemeine Leistungsfähigkeit steigert.

Ältere Menschen tun sich allgemein beim Abnehmen schwerer, da der Energieverbrauch alle zehn Lebensjahre um rund 100 kcal täglich sinkt. Im Laufe des Lebens nehmen Menschen daher im Durchschnitt kontinuierlich zu. In Deutschland werden im Mittel 4 kg in zehn Jahren zugenommen, sodass die meisten mit 60 Jahren etwa 16 kg mehr auf die Waage bringen als mit 20.

Wie viele Kalorien Sie täglich benötigen

Der Ruheverbrauch eines Menschen kann mit etwa 22 kcal pro Kilogramm Körpergewicht für Frauen und mit 24 kcal pro Kilogramm für Männer angesetzt werden, wobei erhebliche Schwankungen bis zu 20 % je nach Veranlagung vorhanden sein können. Eine Frau mit 80 kg weist also einen Ruheverbrauch von 1760 kcal täglich auf (mit individuellen Schwankungen um bis zu 350 kcal). Bei Bewegung, körperlicher Arbeit und Sport steigt der Verbrauch entsprechend der geleisteten körperlichen Betätigung. Diese Kalorien kommen dann zu dem Ruheverbrauch dazu.

Beim Kalorienverbrauch wird zwischen Ruheverbrauch und Verbrauch bei körperlicher Aktivität unterschieden.

Man kann den Ruheverbrauch bei überwiegend sitzender Tätigkeit mit 1,3, bei leichter körperlicher Betätigung mit 1,5 und bei stärkerer körperlicher Tätigkeit mit 1,7 multiplizieren, um den Gesamtverbrauch pro Tag zu berechnen. Im Beispiel würde die Frau bei sitzender Tätigkeit also 2280 kcal verbrauchen, bei stärkerer körperlicher Arbeit 2992 kcal. Der Ruheverbrauch liegt bei Männern höher als bei Frauen mit gleichem Gewicht, weil Männer im Durchschnitt mehr Muskeln haben.

Da 1 kg Fett etwa 7000 kcal entspricht, muss man diese Kalorienmenge einsparen, um 1 kg Fett abzubauen. Erfahrungsgemäß lassen sich mit einer Kürzung der Kalorienaufnahme um 500 kcal pro Tag zunächst etwa 0,5 kg pro Woche abnehmen.

Leider verbraucht der Körper im Laufe der Gewichtsreduktion immer weniger, bis irgendwann der Organismus 500 kcal pro Tag weniger als zu Beginn verbraucht. Damit wird im Laufe des Abnehmens langsamer abgenommen als am Anfang, bis schließlich unter dieser Kalorienzufuhr keine Gewichtsabnahme mehr stattfindet. Grund ist, dass sich der Organismus an die reduzierte Kalorienzufuhr anpasst und seinen Ruhe- und auch seinen Gesamtumsatz absenkt. Zudem geht beim Abnehmen auch immer Muskelgewebe verloren, was den Energieverbrauch zusätzlich mindert.

Etwa zwei Drittel der Gewichtsabnahme entfällt auf Fettgewebe, ein Drittel auf Muskulatur.

Auch die Wärmebildung, die immer nach der Nahrungsaufnahme entsteht, geht beim und nach dem Abnehmen zurück, wodurch wiederum der Verbrauch sinkt. Schließlich muss bei jeder Aktivität auch weniger Gewicht bewegt werden, was erneut den Energieverbrauch mindert. Alle diese Mechanismen wirken sich gemeinsam so aus, dass der Kalorienverbrauch beim Abnehmen nach und nach mit dem Gewicht abfällt und so das weitere Abnehmen und später auch das Halten des erreichten Gewichts erschwert.

Lieber weniger Fett oder weniger Kohlenhydrate?

Lange Zeit galten Empfehlungen, die einen niedrigen Fettanteil favorisierten, unangefochten als Goldstandard, um abzunehmen und um die Gesundheit zu fördern. Obwohl schon seit den 1920er-Jahren Diäten mit reduziertem Kohlenhydratanteil zum Abnehmen eingesetzt wurden, führten diese lange Zeit ein Schattendasein gegenüber Diäten mit starker Fettreduktion, die von etlichen Fachgesellschaften unterstützt wurden. Vergleichsstudien von Low-Fat- mit Low-Carb-Diäten (Niedrig-Kohlenhydrat-Diät) ließen Zweifel aufkommen, ob tatsächlich besser mit weniger Fett als mit weniger Kohlenhydraten abgenommen werden kann.

Diäten mit vermindertem Kohlenhydratgehalt erreichen eine etwas stärkere Abnahme als die Low-Fat-Varianten.

Trotz nicht einheitlicher Datenlage kann der aktuelle Stand folgendermaßen zusammengefasst werden: Diäten mit vermindertem Kohlenhydratgehalt erreichen eine etwas stärkere Abnahme als die Low-Fat-Varianten, ohne wesentlichen Unterschied in der Körperzusammensetzung zwischen beiden Ernährungsweisen. Der frühere Grundsatz, dass allgemein fettarme Diäten zum Abnehmen besser seien als kohlenhydratarme, lässt sich heutzutage nicht mehr aufrechterhalten.

Hinsichtlich der Risikoparameter für Herzinfarkte und Ähnliches senken die Kostformen mit niedrigem Kohlenhydratanteil die Triglyzeride im Blut stärker und das günstige HDL-Cholesterin wird erhöht. Es bestehen auch Anhaltspunkte dafür, dass der Blutzucker und der Insulinspiegel günstiger beeinflusst werden. Das LDL-Cholesterin dagegen zeigte zwischen beiden Kostformen keine relevanten Unterschiede. Alles in allem bietet nach dem momentanen Kenntnisstand eine Ernährung mit niedrigerem Kohlenhydratanteil Vorteile gegenüber einer fettarmen und kohlenhydratreichen Kost in Bezug auf die Blutfette und das Körpergewicht. Auch individuelle Unterschiede sollten berücksichtigt werden, da einige Menschen besser mit weniger Kohlenhydraten zurechtzukommen, während andere dabei größeren Hunger entwickeln.

Besser als eine einseitige Diät, die nur einen Nährstoff vermindert, ist eine ausgeglichene Ernährung. Dabei werden die ungesunden Anteile der Kohlenhydrate und Fette weggelassen und die Kohlenhydratmenge mäßig auf etwa 45 % der täglichen Kalorien gesenkt. Eiweiß wird auf ca. 25 % erhöht und der Rest in Form gesunder Fette aufgenommen.

Die Bedeutung des Schlafs

Die Effekte des Schlafs auf den Stoffwechsel, das Körpergewicht und damit auf die Risikofaktoren für Herz-Kreislauf-Erkrankungen werden oft vernachlässigt. Allein Schlafmangel lässt bestimmte Hungerhormone steigen, sodass Hungergefühl entsteht und entsprechenden Untersuchungen zufolge im Durchschnitt 25 % mehr Kalorien aufgenommen werden. Sobald zu wenig geschlafen wird, drosselt der Körper die Leptin-Ausschüttung und der Ghrelin-Spiegel wird erhöht, wodurch der Appetit befeuert wird. Der mangelnde Schlaf gibt dem Körper also quasi ein Signal, sich auf Stress und Belastung vorzubereiten.

Ausreichender Schlaf unterstützt dagegen über einen positiven Einfluss auf den Stoffwechsel das Erreichen eines günstigen Lipidprofils, eine Blutdrucknormalisierung und wirkt gleichzeitig einer Gewichtszunahme entgegen.

Eine Steigerung des Eiweißanteils unterstützt das Abnehmen am besten, da es sehr gut sättigt.

Wie Eiweiß beim Abnehmen hilft

Eine Steigerung des Eiweißanteils unterstützt das Abnehmen mehrfach. Einerseits ist die Sättigung besser, sodass man spontan weniger isst. In einer Untersuchung nahmen die Teilnehmer, die eine eiweißreiche Kost mit 30% Eiweiß pro Tag einhielten (also 30% aller Kalorien) und die frei entscheiden konnten, wie viel sie aßen, 441 kcal weniger zu sich und auf diesem Weg beachtliche 5 kg ab. Sowohl im Vergleich zu Kohlenhydraten als auch gegenüber Fetten ließ Eiweiß in Untersuchungen eine wesentlich bessere Sättigung erkennen, vermutlich ein zentraler Faktor, warum Kostformen mit höherem Eiweißanteil beim Abnehmen helfen.

Eiweiß fördert die Sättigung, indem es die Freisetzung des Peptids YY (PYY) im Darm erhöht. Das PYY ist einer der wichtigsten Botenstoffe bei der Appetitkontrolle und hemmt wirksam den Appetit. Außerdem erhöht Eiweiß die Wärmebildung im Körper, wodurch zusätzliche Kalorien verbrannt werden (die sogenannte Thermogenese).

Allein indem man die Eiweißzufuhr täglich auf 25 % der Kalorienmenge steigert, lassen sich meistens ohne weitere Maßnahmen 3–5 kg abnehmen.

Selbst im Vergleich zu ballaststoffreichen Kohlenhydraten schneidet Eiweiß in puncto Gewichtsverlust, Verringerung von Fettgewebe und bei der Blutdrucksenkung besser ab, sodass gerade bei erhöhtem Blutdruck in mehrfacher Hinsicht eine Erhöhung des Eiweißanteils in der Nahrung zu empfehlen ist. Insgesamt erzielen Diäten mit höherem Eiweißanteil nach ca. drei Monaten eine um etwa 3,5 kg höhere Gewichtsabnahme und unterstreichen damit die genannten Mechanismen.

Bei einem Vergleich der Körperzusammensetzung von Menschen unter eiweißreicher Kost ohne Kalorieneinschränkung im Vergleich zu Personen, die weniger Eiweiß zu sich nehmen, wiesen dauerhaft diejenigen, die sich eiweißreich ernährten, über 10 kg weniger Gewicht auf. Vor allem das für den Stoffwechsel besonders relevante Bauchfett lag unter eiweißreicher Kost signifikant niedriger. Daraus resultierte eine günstigere Körperzusammensetzung mit höherem Muskel- und geringerem Fettanteil.

Die Vorteile einer eiweißreichen Kost zur Gewichtsabnahme lassen sich in drei Punkten zusammenfassen:

1. Eiweiß sättigt besser und länger als Kohlenhydrate. Das erleichtert das Abnehmen und später auch das Halten des Gewichts.
2. Durch die höhere Wärmebildung beim Verzehr von Eiweiß werden mehr Kalorien verbraucht.
3. Schließlich trägt Eiweiß dazu bei, dass die Muskulatur beim Abnehmen erhalten bleibt. Das verbessert die Zusammensetzung der Körpersubstanz und erhöht auf Dauer den Kalorienverbrauch.

Gesunde Eiweiße: Milchprodukte, Hülsenfrüchte, Nüsse, Eier, Gemüse

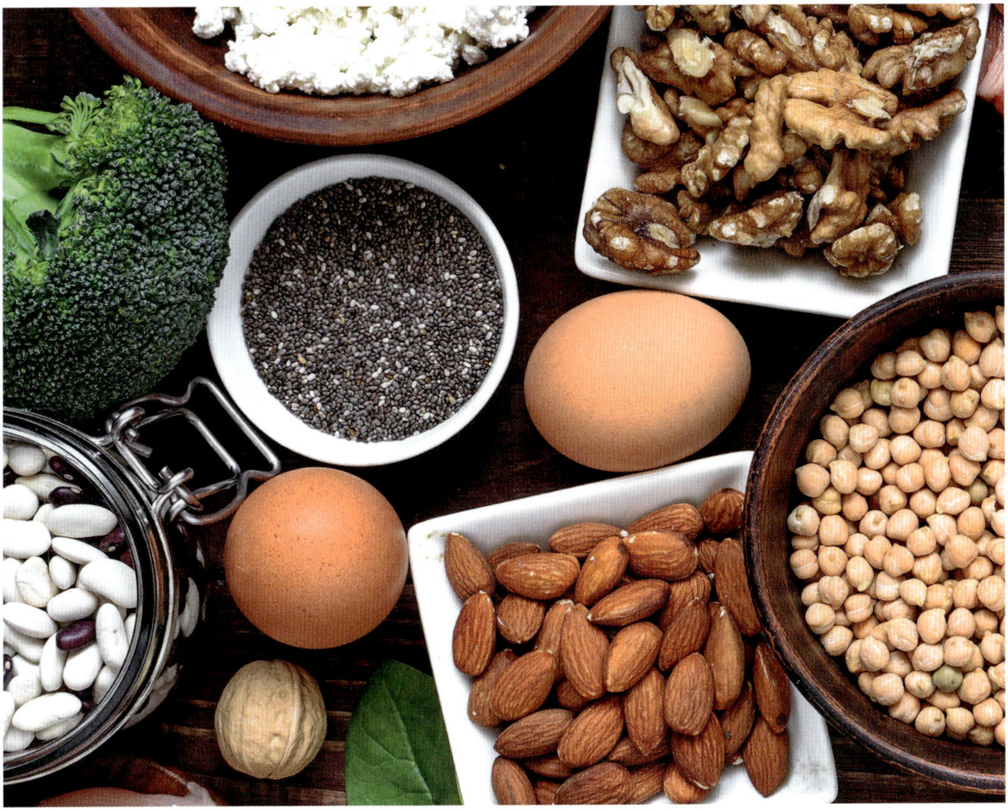

Milchprodukte

Als Eiweißquellen eignen sich Geflügel, mageres Fleisch, Fisch, fettarme Milchprodukte und Bohnen, da sie gleichzeitig wenig Fett enthalten. Milchprodukte bieten im Vergleich die beste Sättigung, auch verglichen mit anderen eiweißreichen Nahrungsmitteln wie Hähnchenfleisch, Eiern oder Thunfisch. Darüber hinaus gibt es Hinweise darauf, dass Milcheiweiß auch bessere Resultate hinsichtlich Gewicht und Fettanteil liefert. Das wiederum ist besonders bei hohen Blutfetten ein weiterer Pluspunkt. Dies können Sie sich zunutze machen, indem Sie häufiger bewusst zu fettarmen Milchprodukten greifen, um während des Abnehmens, aber auch danach, eine längere Sättigung zu erreichen.

> Allein 300 ml Milch am Tag oder 300 g Joghurt führen über ihren Eiweißgehalt und die sättigende Wirkung zu einer Gewichtsabnahme von bis zu 1 kg.

Wenn man alle Studien zusammen betrachtet, die sich mit der Wirkung von Milch auf das Gewicht befassen, stellt sich heraus, dass mit einer Erhöhung der Aufnahme von fettarmer Milch das Abnehmen merklich beschleunigt wird. Im Mittel wird mit dieser Maßnahme ca. 1 kg mehr abgenommen und vor allem verbessert sich die Körperzusammensetzung, denn das Fettgewebe geht stärker zurück, während das Muskelgewebe besser erhalten bleibt. Der Bauchumfang geht mit dem erhöhten Milchkonsum um mehr als 2 cm zurück. Die dazu notwendige Menge an Milchprodukten liegt bei ca. 300 ml Milch, 100–140 g Camembert oder ca. 300 g Joghurt.

Das neue Gewicht halten

Abnehmen ist die eine Sache, aber es erfordert weitere Bemühungen, soll das Erreichte auf Dauer erhalten werden – vielleicht haben Sie bereits selbst die Erfahrung gemacht. Ohne spezielle Vorkehrungen schafft es nur jeder Fünfte, das erreichte Gewicht oder wenigstens einen bedeutenden Teil der Gewichtsabnahme zu halten. Auf der Suche nach den besten Methoden, um das Gewicht zu halten, wurden im amerikanischen Register NWCR die Daten von mehr als 4500 Menschen untersucht, denen das gelungen ist. Als besonders hilfreich stellten sich die folgenden Maßnahmen heraus:

- Regelmäßige Bewegung, am besten täglich. Bereits tägliches Spazierengehen hilft beträchtlich.
- Das Gewicht regelmäßig kontrollieren. Diese einfache Maßnahme gibt Ihnen früh eine Rückmeldung, wenn das Gewicht wieder hochgeht. So können Sie frühzeitig Gegenmaßnahmen treffen. Ist ohne Kontrolle erst wieder ein beträchtliches Gewicht dazugekommen, kann dieses nur unter größerer Anstrengung wieder abgenommen werden – und die Motivation leidet. Die Gewichtskontrolle zeigt Ihnen auch direkt an, ob Ihr aktueller Lebensstil so fortgeführt werden kann oder ob neue Justierungen notwendig sind. So findet ein Lernprozess statt, wie der Körper und das Gewicht auf bestimmte Veränderungen bei Ernährung und Bewegung reagieren. Dies trägt weiter dazu bei, das erzielte Körpergewicht zu stabilisieren.
- Viele berichteten, auf eine relativ fettarme Kost zu achten. Vermutlich ist hier nicht die fettarme Ernährung, sondern die dauerhafte Vermeidung kalorienreicher Nahrungsmittel wie Hamburger, Pommes und Co. der entscheidende Punkt.
- Es ist, wie schon beschrieben, nicht eine fettarme Kost an sich ausschlaggebend, sondern erstens, einen eventuellen hohen Fettverbrauch von über 35 % der täglichen Kalorienmenge zu reduzieren und zweitens, gesättigte Fette zu reduzieren und Transfette zu vermeiden.

Hormone „sabotieren" das Abnehmen

Es sind Mechanismen im Organismus bekannt, die nach dem Abnehmen das Halten des erreichten Gewichts regelrecht sabotieren. So wird der Hunger von bestimmten hormonähnlichen Botenstoffen im Körper maßgeblich gesteuert. Neuere Befunde belegen, dass, nachdem erfolgreich abgenommen wurde, die „Hunger-Hormone" ▶▶

dafür sorgen, dass der Appetit gesteigert wird, was es natürlich erschwert, auf Dauer das verminderte Gewicht aufrechtzuerhalten. Unter anderem steigt der „Hunger-Botenstoff" Ghrelin an, und dessen Gegenspieler Leptin, der dem Gehirn Sättigung signalisiert, sinkt. Der niedrige Leptin-Spiegel trägt außerdem dazu bei, dass auch der Energieverbrauch gedrosselt bleibt. Neben dem Ghrelin erhöhen weitere Hormone bzw. Mediatoren wie Peptid YY, Amylin, Insulin oder Cholecystokinin den Appetit.

Interessanterweise lassen sich diese Abweichungen auch nachweisen, wenn das Gewicht noch deutlich über dem Normbereich liegt, z. B. selbst bei einem BMI über 30. Man kann also sagen, dass der Organismus daran arbeitet, das ursprüngliche Gewicht wiederzuerlangen, und sich den Versuchen, ein niedrigeres Gewicht auf Dauer zu halten, entgegenstemmt. Außerdem verbraucht der Organismus nach dem Abnehmen weniger Energie, also Kalorien.

Weil immer einkalkuliert werden muss, dass der Organismus nach dem Abnehmen weniger Kalorien verbraucht (siehe Seite 109), sind Strategien notwendig, um dem erneuten Zunehmen entgegenzuwirken. Wissenschaftlich erhärtet sind die folgenden Maßnahmen:

- Regelmäßige körperliche Betätigung hilft spürbar, das erreichte Gewicht zu halten und zudem den Blutdruck merklich zu verbessern.
- Eiweißreiche Kost wirkt effektiv einer neuerlichen Gewichtszunahme entgegen, weil sie länger sättigt und den Muskelerhalt unterstützt.
- Nahrungsmittel mit hoher Kaloriendichte zu vermeiden, unterstützt das Halten eines gesunden Gewichts sehr.
- Tägliche Kontrollen des Gewichts tragen dazu bei, rechtzeitig einer Gewichtszunahme gegenzusteuern und den Einfluss eventueller Änderungen der Ernährung oder Bewegung zu erkennen.

- Am wichtigsten ist auch zum Erhalten des Gewichts nach dem Abnehmen die Umstellung der Ernährung nach den ab Seite 61 ausführlich beschriebenen Prinzipien, die gleichzeitig eine wesentliche Grundlage zur Optimierung des Blutdrucks bildet.

Am wichtigsten ist die Umstellung der Ernährung nach den ab Seite 61 ausführlich beschriebenen Prinzipien.

Snacks für zwischendurch

Falls sich zwischen zwei Mahlzeiten doch der Hunger meldet, Sie eine Kleinigkeit für abends suchen oder sich eine Mahlzeit schlichtweg verschiebt, weil Sie gerade keine Zeit haben, sind Snacks gefragt, die sättigen und schmecken. In der folgenden Aufzählung finden Sie geeignete Zwischenmahlzeiten.

- Obst, besonders Äpfel, vertreiben durch ihre Größe den Hunger und warten darüber hinaus mit wertvollen Mikronährstoffen und löslichen Ballaststoffen auf. Wegen der Fruktoseproblematik (siehe Seite 67) sollte sich die Menge aber in Grenzen halten – zwei Obststücke am Tag sind genug. Nicht optimal sind Bananen oder Erdbeeren, die verhältnismäßig schnell den Blutzucker anheben, was sich auf die Sättigung und den Stoffwechsel negativ auswirkt.

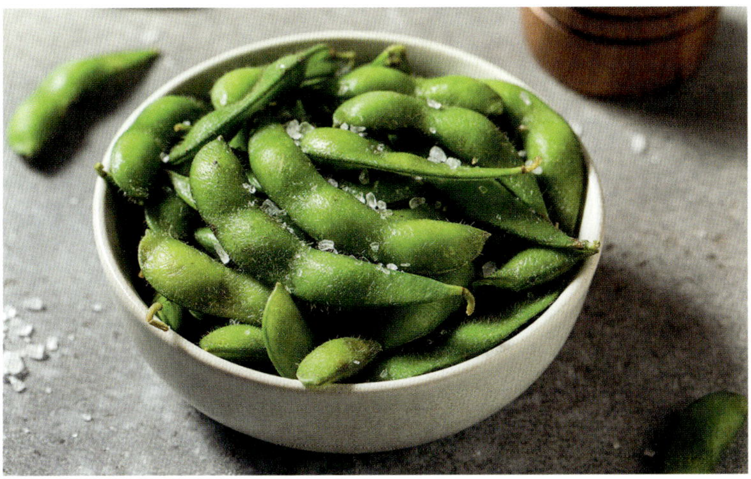

Edamame sind ein sehr gesunder, leckerer Snack für zwischendurch

- Hüttenkäse eignet sich mit seinem hohen Eiweißanteil von 11 % und dem geringen Kohlenhydratbestandteil von ca. 3 % gut als Zwischenmahlzeit.
- Wenn Sie gar keine Zeit und nichts vorbereitet haben, stellt ein Proteinriegel eine akzeptable kleine Mahlzeit dar. Er sollte allerdings keinen Zucker enthalten.
- Thunfisch ist wegen seines hohen Eiweiß- und geringen Kohlenhydratanteils und zudem aufgrund des Anteils an Omega-3-Fettsäuren ein ausgezeichneter Snack.
- Bei uns nicht sehr bekannt, aber schmackhaft und als Snack gut geeignet sind Edamame, junge, unreif geerntete Sojabohnen. Ihre Zubereitung ist denkbar einfach: Fünf Minuten in kochendem Salzwasser garen, sodass die Bohnen noch knackig sind. Sie enthalten Tryptophan, eine Aminosäure, die für die Bildung von Serotonin, einem Glückshormon, benötigt wird. Es gibt sie meist tiefgekühlt oder in der Dose, nur selten frisch im Asialaden.

Dem Hunger ein Schnippchen schlagen

Lebenserhaltende Funktionen, zu denen auch die Regulierung der Nahrungsaufnahme gehört, werden in den ältesten und damit „primitivsten" Anteilen unseres Gehirns gesteuert. In einem solchen „primitiven" Bereich, dem Zwischenhirn, befinden sich ein Hunger- und ein Sättigungszentrum. Unmittelbar nach dem Essen werden die ersten Sättigungssignale durch die Dehnung des Magens ausgesendet. In einem Versuch wurde beispielsweise nachgewiesen, dass die Infusion einer Tomatensuppe in den Magen zur Sättigung führte, nicht aber dieselbe Infusion in den Zwölffingerdarm.

Die Magenfüllung allein reicht aber für die Sättigung noch nicht aus. Das wäre schön, denn dann bräuchte man lediglich etwas Füllendes wie Gemüse zu essen, um satt zu werden. Es müssen aber weitere Impulse von Rezeptoren im Darm und in der Leber ausgesendet werden, die auf die Nährstoffe selbst reagieren, um eine ausreichende Sättigung an das Zwischenhirn zu melden.

Glukose (Traubenzucker) beispielsweise unterdrückt den Hunger. Die Sättigung kommt dabei nicht primär durch die Erhöhung des Blutzuckers zustande. So wirkt in die Venen (intravenös) verabreichte Glukose deutlich schwächer als Glukose, die aufgenommen wird. Die Sättigung durch Glukose findet statt, indem bestimmte Sensoren im Dünndarm die Glukose registrieren und dies an das Gehirn melden.

Langsam resorbierbare Kohlenhydrate wie Vollkornprodukte, Kartoffeln, Hülsenfrüchte u. a. stimulieren die genannten Sensoren deutlich länger als schnell resorbierbare Kohlenhydrate wie in Nudeln oder Weißmehlprodukten, sodass die Erstgenannten wesentlich länger sättigen. Ein Grund mehr also, auf die ohnehin für den Stoffwechsel günstigeren Varianten der langsam resorbierbaren Kohlenhydrate zurückzugreifen und einfache Kohlenhydrate möglichst zu vermeiden.

Auch wenn die Magendehnung nicht allein ausschlaggebend für die Sättigung ist, sättigen Speisen mit ähnlichem Nährstoffgehalt umso besser, je stärker die von ihnen hervorgerufene Magendehnung ausfällt. Das können Sie sich zunutze machen, indem Sie Speisen mit größerem Volumen bevorzugt essen. Das Volumen kann durch Salat oder eine Gemüsebeilage deutlich erhöht werden. Verstärkt wird dieser Effekt, indem Sie vor der Hauptmahlzeit Ihren Magen vordehnen, etwa durch einen Salat, eine Gemüseportion oder auch eine Suppe. Allein diese einfache Maßnahme senkt die nachfolgende Kalorienaufnahme bis zur Sättigung um bis zu 25 %. Auch ein bis zwei Gläser Wasser vor dem Essen unterstützen diesen Effekt.

> Speisen mit ähnlichem Nährstoffgehalt sättigen umso besser, je stärker die von ihnen hervorgerufene Magendehnung ausfällt. Setzen Sie daher auf Lebensmittel mit größerem Volumen.

Daneben spielt aber auch die Wahrnehmung eine nicht zu unterschätzende Rolle. Jeder kennt aus eigener Erfahrung die Tatsache, dass man dazu neigt, einen Teller leerzuessen was bedeutet: Füllt man mehr auf den Teller, so isst man in aller Regel auch mehr

– und umgekehrt. Liegt eine große Portion vor einem, isst man nachweislich ganze 20–30 % mehr als bei einer „normalen" Portion. Kleinere Teller können helfen, die Kalorienaufnahme zu senken.

Neben dem Bedarf an Nährstoffen muss auch der persönliche Geschmack berücksichtigt werden. Sonst bleibt trotz ausreichender Nahrungsaufnahme das Verlangen nach diesen ganz speziellen Lebensmitteln. Im Zweifel ist es sinnvoller, vom Kostplan abzuweichen, als ein Verlangen zu verdrängen. Das rächt sich, weil das Gehirn weiter so lange danach verlangt, bis das Bedürfnis nach einem bestimmten Nahrungsmittel oder Geschmack befriedigt wurde.

Wichtig ist, dass Sie nicht nur direkt nach dem Essen, sondern lang anhaltend satt sind.

Besonders wichtig ist, nicht nur eine gute Sättigung direkt nach Einnahme einer Mahlzeit zu erreichen, sondern auch eine möglichst lang anhaltende Sättigung zu erzielen. Den Blutzucker im Tagesverlauf und die Sättigung verbessert z. B. ein Frühstück mit Gersten- oder Roggenvollkornprodukten.

Die geschmacksspezifische Sättigung

Die sogenannte geschmacksspezifische Sättigung lässt sich immer wieder beobachten: Es wird zum Mittagessen Erbsensuppe angeboten. Nach dem zweiten Teller fühlt sich eine Versuchsperson satt und möchte keine weitere Erbsensuppe mehr. Wird aber dieser Person jetzt beispielsweise ein Stück Kuchen oder Pudding angeboten, greift sie gerne nochmal zu – obwohl sie sich nach der Erbsensuppe eigentlich schon satt fühlte.

Dieses Phänomen, dass bei gleichem Essen früher Sättigung eintritt als bei verschiedenen Variationen, lässt sich in unterschiedlichen Situationen nachweisen. Beim Frühstück wird im Durchschnitt mehr gegessen, wenn anstatt einer Marmeladensorte vier verschiedene zur Auswahl stehen oder unter mehreren Brotsorten ausgewählt werden kann. Dies trifft auch dann zu, wenn jemand eigentlich eine Lieblingsbrotsorte oder -marmelade hat. Sogar wenn verschiedene Nudelformen zum Mittagessen angeboten wurden, stieg die Kalorienaufnahme um 15 %.

Allein die größere Variation lässt also den Kalorienverbrauch um etwa 15 % ansteigen. Für die Praxis lässt sich daraus die Empfehlung ableiten, die Vielfalt einzuschränken, z. B. keine vier verschiedenen Wurstsorten zu kaufen, den Nachtisch mittags wegzulassen, wenn man schon satt ist, und keine vier Marmeladensorten zum Frühstück hinzustellen. Bei gleicher Sättigung lassen sich auf diese Weise eine Menge überflüssiger Kalorien einsparen.

Allein die größere Auswahl an Varianten lässt den Kalorienverbrauch um etwa 15 % ansteigen.

Welche Nahrungsmittel am besten sättigen

Dass verschiedene Lebensmittel unterschiedlich sättigen, ist eine Erfahrung, die wohl jeder gemacht hat. Daher wäre es nützlich, genauer zu wissen, welche Nahrungsmittel besser sättigen, um so ein rasches Wiederauftreten von Hunger zu vermeiden. Um ein Maß dafür zu erhalten, welche Lebensmittel eine gute Sättigung herbeiführen und welche eher gemieden werden sollten, weil sie viele Kalorien ohne eine entsprechende Sättigung beisteuern, wurde von Wissenschaftlern ein Sättigungsindex bestimmt. Dieser gibt an, wie gut die Sättigungseigenschaften eines Lebensmittels im Vergleich zu Weißbrot abschneiden. Die Ergebnisse sind in der folgenden Übersicht zusammengefasst. Sie hilft Ihnen, unnötige Kalorien zu vermeiden.

Weißbrot wurde mit 100 % angesetzt und die Kalorienmenge aller anderen Lebensmittel in Bezug dazu gesetzt. Die Sättigung der verschiedenen Lebensmittel unterscheidet sich trotz gleicher Kalorienmenge erheblich und reicht von 47 % für Croissants bis 323 % für gekochte Kartoffeln, das heißt, nur etwa 100 kcal in Form von Kartoffeln erbringen dieselbe Sättigung wie 300 kcal aus Weißbrot.

Beachten Sie, dass die Übersicht lediglich die Sättigung angibt und keine Angaben über die sonstige Zusammensetzung oder Stoffwechselwirkung der Nahrungsmittel. Es finden sich also geläufige Produkte in der Übersicht, darunter auch welche mit z. B. gesättigten Fetten. Die Tabelle ist daher für Ihre Zwecke am besten so zu nutzen, dass Sie von den Nahrungsmitteln, die in diesem Buch empfohlen werden und von Ihnen genutzt werden, in der Tabelle den Sättigungsgrad ermitteln können, um gegebenenfalls danach eine weitere Auswahl zu treffen.

Tipps zum leichteren Abnehmen

Wenn die beschriebenen Umstellungen der Ernährung umgesetzt und Bewegung und Sport miteinbezogen werden, lässt sich ohne größere Einschränkungen merklich das Gewicht reduzieren und dabei vor allem das schädliche Bauchfett vermindern und dabei das Muskelgewebe erhalten oder sogar steigern. Dass dies tatsächlich funktioniert, zeigen nicht nur meine Erfahrungen mit Patienten, sondern auch wissenschaftliche Untersuchungen. Hier folgenden noch einige Tipps, wie Sie sich das Abnehmen erleichtern können.

Keine Mahlzeiten weglassen

Mahlzeiten einfach wegzulassen, um Kalorien zu sparen, klingt zunächst zwar verlockend, doch diese Rechnung geht in der Praxis meistens nicht auf – im Gegenteil. Studien zeigen: Wer Mahlzeiten auslässt, nimmt weniger ab als jene, die alle Mahlzeiten zu sich nehmen. Vermutlich führen ausgelassene Mahlzeiten dazu, in der Folgezeit insgesamt mehr Kalorien zu sich zu nehmen. Vor allem durch Weglassen des Frühstücks wurde in der Regel auf Dauer zugenommen, anstatt abzunehmen.

Dies gilt für die hier beschriebene Ernährungsumstellung mit der bereits geschilderten Kalorienmenge und Verteilung der Nährstoffe. Daneben gibt es Ernährungsweisen, wie das Intervallfasten, bei dem lediglich über beispielsweise acht Stunden etwas gegessen und in den restlichen 16 Stunden gefastet wird. Die Toleranz gegenüber einer längeren Phase ohne Nahrungsaufnahme ist dabei individuell sehr unterschiedlich, wobei teilweise Menschen durchaus zufrieden mit einer solchen Ernährungsweise und der daraus resultierenden Gewichtabnahme sind.

Die sättigende Wirkung ausgewählter Lebensmittel

BACKWAREN	
Croissant	47 %
Kuchen	65 %
Kekse	120 %
Cracker	127 %
SNACKS	
Mars-Riegel	70 %
Erdnüsse	84 %
Joghurt	88 %
Eis	96 %
Popcorn	154 %
FRÜHSTÜCKSGETREIDE MIT MILCH	
Müsli	100 %
Cornflakes	118 %
Honig-Smacks	132 %
Kleie	151 %
Haferflocken	209 %
KOHLENHYDRATREICHE LEBENSMITTEL	
Weißbrot	100 %
Pommes frites	116 %
weiße Pasta	119 %
brauner Reis	132 %

Vollkornbrot sättigt viel besser und länger als Weißbrot und liefert Ballaststoffe, die beim Cholesterinsenken helfen. Orangen sättigen sehr gut mit wenig Kalorien!

▶▶

weißer Reis	138 %
Vollkornbrot	157 %
braune Pasta	188 %
Kartoffeln, gekocht	323 %
EIWEISSREICHE LEBENSMITTEL	
Linsen	133 %
Käse	146 %
Eier	150 %
Rindfleisch	176 %
OBST	
Bananen	118 %
Grapefruit	162 %
Äpfel	197 %
Orangen	202 %

„Preload" vor dem Essen

Eine „Vorfüllung" des Magens mit zwei Glas Wasser oder einer Suppe helfen, bis zu einem Viertel der Kalorien ohne Hunger zu sparen.

Sie haben es schon gelesen: Wenn Sie vor den Mahlzeiten ein kalorienarmes Getränk zu sich nehmen, werden Sie schneller satt und sparen damit nachweislich Kalorien ein. Dieses sogenannte „preload" kann mit einfachem Wasser vorgenommen werden. Es können auf diese Weise einfach Kalorien eingespart werden. Zum „preload" eignen sich übrigens auch kalorienarme Suppen. Auch in fester Form ist ein solches „preload" z. B. mit Salaten möglich, die den Magen vorfüllen und damit Kalorien einsparen. Das Essen eines Apfels ließ in der folgenden Mahlzeit (den Apfel eingerechnet) über 150 kcal bei gleicher Sättigung einsparen – nicht schlecht für eine so einfache Maßnahme. Die Vorfüllung wird am besten ca. 15 Minuten vor der Mahlzeit eingenommen.

Langsamer essen

Das Essen selbst bewusst zu verlangsamen, hat sich als eine effektive Hilfe herausgestellt, die spontan bewirkt, dass bei gleicher Sättigung weniger gegessen wird. Da die Sättigung immer verzögert auftritt, führt schnelles Essen dazu, dass mehr Nahrung zugeführt wird, solange die Sättigung noch nicht eintritt. Dass sich langsames Essen positiv auf das Gewicht auswirkt, ist inzwischen wissenschaftlich belegt: Beim langsameren Essen steigen gewisse Sättigungshormone spürbar stärker an, was sich auch in einem subjektiv höheren Sättigungsgrad widerspiegelt.

Trigger vermeiden

Nicht zu vernachlässigen sind beim Abnehmen und beim Halten des Gewichts auslösende Situationen, die oft zum Essen ungesunder Produkte verleiten. Diese sogenannten Trigger zu erkennen, erleichtert das Abnehmen und später Halten des Gewichts sehr. Solche Auslöser, die zum Naschen verführen können, sind zum Beispiel Alkoholkonsum, Stress, Müdigkeit, Frustration. Wer sich dieser Auslöser bewusst geworden ist, hat es leichter, dagegen anzugehen. Es können von vornherein Alternativen überlegt und gesunde Snacks für diesen Fall bereitgehalten werden.

> Trigger zu erkennen, erleichtert das Abnehmen und später Halten des Gewichts sehr.

Die Energiedichte der Nahrungsmittel reduzieren

Die Energiedichte der Nahrungsmittel, also die Kalorienmenge pro Gewicht des jeweiligen Produkts, hat einen großen Einfluss auf die Kalorien, die verzehrt werden. Indem häufiger auf Nahrungsmittel mit geringerer Energiedichte wie Gemüse oder Obst zurückgegriffen wird, können im Mittel 20% der Kalorien, also rund 400–500 kcal eingespart werden. Wenn Sie wenigstens gelegentlich auf die Kaloriendichte im Essen achten, sparen Sie immer noch etwa 10% der täglichen Kalorien ein. Als bewährter Maßstab gilt die „5-am-Tag"-Regel mit fünf Portionen Obst, Gemüse bzw. Salat, davon maximal zwei Portionen Obst. Wasserreiche Lebensmittel wie

Unterstützen kann grüner Tee die Gewichtsabnahme, indem die Insulinproduktion vermindert wird. So ist grüner Tee auch bei Sportlern beliebt, um die Fettverbrennung anzukurbeln.

Gurken und Melonen haben eine geringe Energiedichte und helfen, eine gute Magenfüllung ohne viele Kalorien zu erreichen.

Es empfiehlt sich daher, die Hauptmahlzeiten mit einer magenfüllenden Speise, etwa einem Salat oder einer Gemüseportion zu beginnen. Natürlich sollte das Dressing beim Salat keine „Kalorienbombe“ sein. Öl und Essig oder ein Joghurtdressing eignen sich hervorragend. Durch die Magenfüllung sind anschließend rund 10 % weniger Kalorien beim Hauptgang nötig, um satt zu werden – erneut lassen sich so mühelos weitere Kalorien einsparen.

Vier einfache Tipps zum Abnehmen

Mit den folgenden Maßnahmen lassen sich schnell 200 kcal am Tag einsparen, ohne sich einzuschränken:

- häufige Auswahl von Produkten mit geringer Kaloriendichte (Gemüse, Obst in Maßen)
- langsames Essen, „achtsames“ Essen, sich auf den Geschmack konzentrieren
- kleinere Teller, kleinere Portionen
- ein bis zwei Glas Wasser vor der Hauptmahlzeit

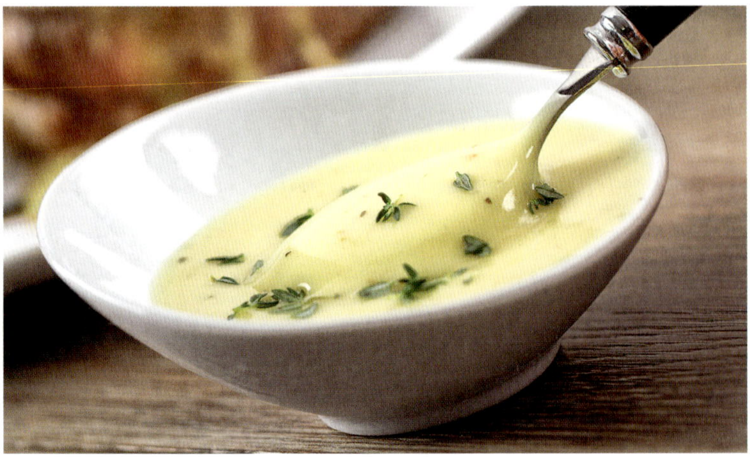

Ein einfacher Abnehmtrick: Vewenden Sie kleinere Teller

Alternativen zu typischen Dickmachern

Mit den Alternativen in dieser Tabelle lassen sich sehr viele unnötige Kalorien sparen, oft mehr als die Hälfte!

UNGÜNSTIGE LEBENSMITTEL	KCAL	FETT (g)	BESSERE ALTERNATIVE	KCAL	FETT (g)
Margarine, 100 g	740	81	Halbfettmargarine, 100 g	360	40
Walnüsse, 100 g	700	66	Ginkgo-Nüsse, 100 g	180	1,7
Haselnüsse, 100 g	640	62	Kastanien, 100 g	185	2
Erdnüsse, geröstet, 100 g	570	48	Salzstangen, 100 g	350	39
Streuselkuchen, 100 g	376	15	Buttermilchkuchen, 100 g	170	13,5
Vollmilchschokolade, 100 g	536	32	Bitterschokolade, 100 g	490	31
Schmelzkäse, 100 g	320	30	Schmelzkäse light, 100 g	150	9
Emmentaler 45 %, 100 g	370	28	Camembert 30 %, 100 g	210	13
Salami, 100 g	370	31	Kochschinken, 100 g	110	3
Gouda 45 %, 100 g	365	31	Harzer Käse, 100 g	120	0,5
Nuss-Sahne-Torte, 100 g	350	25	Obstkuchen mit Hefeteig, 100 g	140	5
Schweineschnitzel, 150 g	350	15	Hähnchenbrust, 150 g	130	2
Bratwurst 100 g	300	24	Würstchen, fettarm, 100 g	95	8
Croissant	300	20	Brötchen	130	1
Flips, 50 g	300	13	Popcorn, 50 g	170	2
Milchreis mit Schoko, 100 g	114	2,5	Fruchteis, 100 g	50	1
Pommes frites, 100 g	290	14,5	Bratkartoffeln, 100 g	120	6
Bratkartoffeln, 100	190	6	Pellkartoffeln, 100 g	70	0
Chips, 50 g	280	20	Salzstangen, 50 g	200	1
Kroketten, 200 g	260	11	Salzkartoffeln, 200 g	140	0,1
Frischkäse, 100 g	250	25	Hüttenkäse, 100 g	90	4

▶▶

UNGÜNSTIGE LEBENSMITTEL	KCAL	FETT (g)	BESSERE ALTERNATIVE	KCAL	FETT (g)
Fischstäbchen, 100 g	200	4	Schollenfilet, 100 g	70	1
Fischstäbchen, 100 g	200	4	Seelachsfilet, 100 g	80	0,9
Hähnchenschenkel, 100 g	180	11	Hähnchenbrust, 100 g	99	0,8
Banane	90	0,2	Himbeeren, 100 g	40	0,3
Nutella, 1 TL	90	3,5	Honig, 1 TL	20	0
Schokolade, 1 Riegel	90	5	Lakritze, 10 g	34	1
Gouda, 45 % Fett, 1 Scheibe	70	6	Gouda, 11 % Fett, 1 Scheibe	35	2
Milch 3,6 %, 100 ml	70	3,6	Milch 1,5 %, 100 ml	50	1,5
Mortadella, 20 g	70	7	Aspik-Schweinefleisch, 20 g	20	3,5
Käse 60 % Fett, 1 Scheibe	60	5	Harzer, 1 Scheibe	20	0
Butter, 1 TL	40	4	Halbfettbutter, 1 TL	20	2

Medikamente zum Abnehmen – empfehlenswert?

Seit einigen Jahren sind Fortschritte durch neuere Medikamente zum Abnehmen zu verzeichnen. Unkritisch sollten diese aber keinesfalls zum Einsatz kommen, denn sie können Nebenwirkungen hervorrufen, sind kostspielig und wirken schließlich auch nur so lange, wie sie eingenommen werden: Nach dem Absetzen wird ohne eine angemessene Ernährungsumstellung sehr schnell das Gewicht wieder ansteigen.

> Eine medikamentöse Unterstützung der Gewichtsabnahme sollte in ein Gesamtkonzept mit einer Ernährungsumstellung und körperlicher Aktivität eingebettet sein.

Eine medikamentöse Unterstützung der Gewichtsabnahme mittels neuerer gewichtssenkender Medikamente sollte daher, falls sie ausnahmsweise in bestimmten Fällen eingesetzt werden, in ein Gesamtkonzept mit einer Ernährungsumstellung und körperlicher Aktivität eingebettet sein. Da eine solche Lebensstilanpassung schon das Gewicht reduziert, kommt eine medikamentöse Behandlung daher begleitend hauptsächlich bei starkem

Übergewicht bzw. bei bestimmten Begleiterkrankungen zu Einsatz.

- Die Präparate Liraglutid und Semaglutid wurden ursprünglich zur Behandlung des Typ-2-Diabetes entwickelt. Sie senken das Gewicht, indem sie den Appetit hemmen und die Magenentleerung verlangsamen. Diese Mittel müssen in die Haut gespritzt werden, Liraglutid täglich, Semaglutid einmal pro Woche. Die Abnahme, die mit diesen Mitteln erreicht wird, liegt bei ca. 10 % des Körpergewichts. Allerdings sind Nebenwirkungen, vor allem Übelkeit, Erbrechen, Verstopfung und auch Durchfall, sehr häufig.
- Die Kombination zweier Wirkstoffe, Phentermin und Topiramat, ein Appetitzügler und ein Präparat, das zur Behandlung von Epilepsie und Migräne eingesetzt wird, ist in Deutschland nicht zugelassen, in anderen Ländern, u. a. in den USA, aber gebräuchlich. Es erzielt eine deutliche Gewichtsabnahme um ca. 8 %, ist allerdings durch mögliche neurologische und psychiatrische Nebenwirkungen belastet.
- Naltrexon/Bupropion, die Kombination aus einem Opioid-Rezeptorhemmer und einem antidepressiv wirkenden Präparat, erzielte in Studien eine Gewichtabnahme von rund 4 %. Nebenwirkungen wie Schwindel, Erbrechen, Durchfall u. a. bedingen, dass auch dieses Medikament mit Vorsicht und unter strenger ärztlicher Kontrolle einzusetzen ist.
- Orlistat hemmt die Fettaufnahme im Darm und erreicht eine Gewichtsabnahme von durchschnittlich ca. 3 %. Als mögliche Nebenwirkungen können vor allem Magen-Darm-Beschwerden auftreten.

Medikamente haben ihren Platz in bestimmten, medizinisch begründeten Fällen, sind aber sicherlich aus den erwähnten Gründen keine Routinemaßnahme, die man leichtfertig ergreift. Dasselbe gilt übrigens auch für chirurgische Maßnahmen zur Gewichtssenkung. In speziellen Fällen muss zusammen mit dem Arzt über diese und weitere Optionen beraten werden. Letztlich liegt in der konsequenten Fortführung der Ernährungsumstellung mit Reduktion der Kalorienmenge und des Bewegungsprogramms der Schlüssel zu einem stetigen, gesunden und auch dauerhaften Abnehmen.

Für Menschen mit erhöhtem Blutdruck ist es von Bedeutung, neben dem Blutdruck auch die weiteren Risikofaktoren für Erkrankungen des Gefäßsystems, wie Herzinfarkte, zu kontrollieren und ggf. zu verbessern. Um also einen möglichst optimalen Schutz vor den Folgen eines hohen Blutdrucks zu erhalten, sollte auch der Cholesterinspiegel möglichst optimal gehalten werden.

Schritt 5 – Mit weniger Kochsalz den Blutdruck senken

Kochsalz reduzieren ist ganz einfach

Der Zusammenhang von Kochsalz und hohem Blutdruck ist seit Langem bekannt. Bevor effektive und gut verträgliche Blutdruckmedikamente entwickelt wurden, gehörte die Kochsalzeinschränkung zu den wichtigsten Maßnahmen der Bluthochdruckbehandlung. Diese wirkungsvolle Maßnahme wurde mit dem Aufkommen moderner Blutdruckmedikamente zunehmend weniger angewandt, gewinnt allerdings seit mehreren Jahren mit Recht wieder an Bedeutung, da es sich um eine wirksame und nebenwirkungsfreie Maßnahme handelt.

Die Blutdrucksenkung tritt unter einer kochsalzgeminderten Kost nach etwa drei Wochen ein, sodass etwas Geduld notwendig ist. Erwarten Sie also nicht zu früh eine Wirkung auf Ihren Blutdruck. Dabei gibt es Betroffene, die stärker auf die Kochsalzreduktion ansprechen als andere. Man spricht von einem

„kochsalzsensitiven" Bluthochdruck, wenn eine signifikante Blutdrucksenkung auftritt. Bei älteren Menschen ist häufiger ein kochsalzempfindlicher Bluthochdruck anzutreffen.

Insgesamt kann in 50–60 % der Fälle von einem stärkeren Ansprechen auf die Kochsalzeinschränkung ausgegangen werden. Da durch eine Kochsalzreduktion auch die Wirkung der Blutdruckmedikamente verbessert wird, profitieren alle Personen mit Bluthochdruck von dieser Maßnahme.

Die kochsalzreduzierte Kost senkt den Blutdruck im Durchschnitt um 7 mmHg systolisch und 3 mmHg diastolisch.

Während der Mensch etwa 3 g Kochsalz täglich benötigt, nehmen wir im Durchschnitt etwa die drei- bis vierfache Menge Kochsalz auf. Nicht erforderlich sind sogenannte kochsalzarme Diäten mit weniger als 3 g Kochsalz pro Tag oder gar eine streng kochsalzarme Ernährung mit weniger als 1 g Kochsalz täglich.

Eine Studie von 2022 zeigte, dass bei einer Kochsalzaufnahme ab 7,5 g täglich das Risiko für einen Bluthochdruck linear steigt, das heißt, je mehr Kochsalz man zu sich nimmt, umso höher wird der Blutdruck. Weitere Daten weisen darauf hin, dass es auch nicht gesund ist, Kochsalz ganz extrem unter 3 g pro Tag zu reduzieren. Für die Gesundheit liefert eine tägliche Kochsalzaufnahme von 4–5 g die besten Ergebnisse.

Die Kochsalzmenge selbst bestimmen

Es ist nun sicher nicht nötig, dass Sie penibel Ihre Kochsalzaufnahme messen. Da mit der durchschnittlichen Nahrung deutlich zu viel Kochsalz aufgenommen wird, sollten Sie aber darauf achten, Kochsalz vor allem dort einzuschränken, wo es geschmacklich ohne wesentliche Einbußen möglich ist. Für Bluthochdruckbetroffene genügt eine Einschränkung auf bis zu 6 g täglich, also auf etwa die Hälfte des üblichen Kochsalzkonsums, um die erwünschte Blutdrucksenkung zu erzielen. Wenn Sie es schaffen, die Kochsalzzufuhr auf knapp 4 g täglich zu reduzieren, umso besser, da Sie so den Bluthochdruck noch weiter senken können (DASH-Studie).

Bei vielen Lebensmitteln wird nicht der Kochsalzgehalt, sondern der Natriumgehalt in der Etikettierung angegeben. Kochsalz besteht aber aus Natrium und Chlorid. 1 g Kochsalz enthält 0,4 g Natrium und 0,6 g Chlorid.

Den Kochsalzgehalt berechnen

Den Kochsalzgehalt berechnet man, indem man den Natriumgehalt, der meist in der Nahrungskennzeichnung angegeben ist, mit 2,5 multipliziert. Bei einem Natriumgehalt von 200 mg beträgt also der Kochsalzgehalt 2,5 x 200 mg = 500 mg.

Keine Angst: Sie sollen nicht auf Dauer die Kochsalzmenge Ihrer Lebensmittel berechnen, ebenso wenig wie übrigens die Kalorienmenge. Gerade aber am Anfang einer kochsalzreduzierten Ernährung ist es hilfreich, sich die erheblichen Unterschiede im Salzgehalt verschiedener Nahrungsmittel zu vergegenwärtigen.

Die kochsalzreduzierte Ernährung

Etwa 60 % aller Bluthochdruckbetroffenen sprechen besonders gut auf eine Kochsalzverringerung an. Weniger Kochsalz unterstützt außerdem die Wirkung vieler Blutdruckmedikamente.

Mit einigen Grundsätzen können Sie die Kochsalzaufnahme ganz einfach reduzieren:

- Frisches oder tiefgefrorenes Gemüse ist weniger kochsalzhaltig als Konserven und sollte deshalb bevorzugt werden. Das Garen mit wenig Wasser erhält den Eigengeschmack von Kartoffeln und Gemüse.
- Fertigsuppen und allgemein Fertiggerichte sind häufig stark gesalzen und daher nicht zu empfehlen.
- Pellkartoffeln sind zur Kochsalzeinsparung Salzkartoffeln vorzuziehen.
- Salzen Sie Speisen bei Tisch nicht nach, um zur Kochsalzreduktion beizutragen.

Da bei der Zubereitung der Mahlzeiten viel Kochsalz eingespart werden kann, sollten sich alle im Haushalt kochenden Personen mit einer kochsalzarmen Zubereitung vertraut machen. Bitten Sie sie, bei der Zubereitung der Mahlzeiten sparsam zu salzen und lieber, wo möglich, Gewürze und Kräuter zu verwenden. Anregungen für Gewürze, die Sie anstelle von Kochsalz verwenden werden können, finden Sie auf Seite 134. Ganz auf Kochsalz muss keinesfalls verzichtet werden. Die Mahlzeiten sollten weiterhin schmackhaft bleiben!

Sogenannte „streng natriumarme“ oder „natriumarme“ Lebensmittel, die im Handel geführt werden, sind übrigens nicht notwendig. Dagegen können „natriumverminderte“ Lebensmittel die Kochsalzeinschränkung unterstützen.

Mineralwasser

Einige Mineralwassersorten enthalten zum Teil erhebliche Mengen an Kochsalz. Wenn Sie gerne Mineralwasser trinken, sollten Sie auf den Kochsalzgehalt achten. Da Natrium in Verbindung mit Chlorid für den Blutdruck von Bedeutung ist und im Mineralwasser weitere für den Blutdruck unwesentliche Natriumverbindungen auftreten, sollte bei Mineralwasser der Kochsalzgehalt nicht wie sonst aus dem Natriumgehalt berechnet werden, sondern aus dem Chloridgehalt. Letzteren multiplizieren Sie mit 1,7, um den Kochsalzgehalt im Mineralwasser zu berechnen:

> Einige Mineralwassersorten beinhalten unnötig viel Kochsalz.

Ein Chloridgehalt unter 200 mg pro Liter ist tolerabel, wobei viele Mineralwassersorten mit deutlich niedrigeren Werten angeboten werden. Dies wirkt sich vor allem bei höherem Mineralwasserverzehr günstig auf Ihren Blutdruck aus. Falls Sie nur die Natriumangabe der Mineralwassersorte wissen, sollte der Natriumwert unter 150 mg pro Liter liegen.

Kochsalzgehalt des Mineralwassers = Chloridgehalt x 1,7
Beispielsweise beträgt der Kochsalzgehalt bei 100 mg Chlorid 170 mg.

Diätsalze

Es sind Diätsalze auf dem Markt, die anstelle von Natrium Kalium beinhalten, das für den Blutdruck unbedenklich ist und sogar zur Blutdrucksenkung beiträgt (siehe auch Seite 95). Der Geschmack ist allerdings nicht derselbe, sodass es Ihrem individuellen Geschmack überlassen bleibt, ob Sie auf diesen Salzersatz oder doch eher auf Gewürze zurückgreifen.

Vorsicht ist bei Kaliumprodukten geboten, wenn eine Niereninsuffizienz (Nierenfunktionseinschränkung) vorliegt, da sich dann Kalium in gefährlicher Weise im Blut ansammeln kann.

Gewürze

Nach der Umstellung auf eine kochsalzärmere Ernährung wird Ihnen die neue Ernährungsweise zur Normalität.

Mit wenig Kochsalz zu kochen, bedeutet nicht, dass Ihre Mahlzeiten weniger schmackhaft sein müssen. Mit Gewürzen kann ohne Geschmackseinbußen gekocht werden. Das Benutzen größerer Mengen Kochsalz ist eine Gewohnheit, die vielen von früher Kindheit an mitgegeben wurde. Nach der Umstellung auf eine kochsalzärmere Ernährung wird Ihnen die neue Ernährungsweise zur Normalität ohne Einschränkung im Geschmack.

Für häufige Nahrungsmittel ist hier eine Auswahl an Gewürzen aufgelistet, die sich anstelle von Kochsalz verwenden lassen. Probieren Sie auch solche aus, die bisher nicht zu Ihrem Standardrepertoire gehörten. Mit Gewürzen lässt sich Kochsalz ohne Abstriche am Geschmack einsparen.

Nahrungsmittel und geeignete Gewürze

NAHRUNGSMITTEL	GEWÜRZE
Rindfleisch	Pfeffer, Zwiebel, Lorbeer, Majoran, Muskat, Thymian
Kalbfleisch	Curry, Majoran, Lorbeer, Oregano
Schweinefleisch	Pfeffer, Knoblauch, Oregano, Zwiebel, Salbei
Hähnchen	Ingwer, Paprika, Majoran, Oregano, Salbei, Thymian, Estragon, Curry
Fisch	Zitrone, Senf, Paprika, Pfeffer, Curry
Kartoffeln	Knoblauch, Zwiebel, Petersilie, Salbei, Rosmarin, Paprika

Schritt 6 – Entspannung senkt den Blutdruck

Stress reduzieren und vermeiden

Anspannung, Stress und Nervosität sind allgegenwärtig. Viele Menschen fühlen sich innerlich unausgeglichen, gestresst und gehetzt und haben Schwierigkeiten, sich zu entspannen. Dass Hektik, Zeitdruck, Ärger und Anspannung den Blutdruck anheben können und Wohlbefinden und Leistungsfähigkeit beeinträchtigen, liegt auf der Hand. All diese Zustände versetzen unseren Organismus über eine Aktivierung des sogenannten sympathischen Nervensystems in Alarmbereitschaft. Während kurzfristig Anspannung die Motivation und Leistung erhöhen kann, nagt die belastende, chronische Anspannung an unserer Gesundheit und vermindert unsere Lebensqualität.

Negativer Stress versetzt unseren Organismus in Alarmbereitschaft und löst Ängste und Anspannung aus. Vor allem, wenn er gehäuft oder lang anhaltend auftritt, kann er zum Bluthochdruck

Ständige Anspannung sorgt für hohen Blutdruck.

beitragen. Nicht selten steigt bei Menschen mit Bluthochdruck, die ein Langzeitblutdruckmessgerät tragen, der Blutdruck während der Arbeitsphase deutlich an und es treten hohe Blutdruckspitzen auf, wenn die Person unter Druck arbeiten muss. Dass das für niemanden, weniger aber noch bei Bluthochdruck, auf Dauer gesundheitsförderlich ist, versteht sich von selbst.

Körperliche und seelische Gesundheit sind untrennbar miteinander verbunden. Ein Konzept für die Herstellung und den Erhalt des Wohlbefindens und der Leistungsfähigkeit ist nicht denkbar, ohne beide Aspekte zu berücksichtigen. Im Folgenden lernen Sie einige Entspannungsmethoden kennen. Suchen Sie sich die für Sie geeignetste Methode heraus und nutzen Sie sie regelmäßig: Sie verbessern innere Anspannung und Unausgeglichenheit und wirken sich positiv auf Ihren Blutdruck aus.

Wirksame Entspannungsmethoden

Meditation

In meiner langjährigen ärztlichen Tätigkeit hat sich die Meditation als eine der effektivsten und gleichzeitig praktikabelsten Maßnahmen zur Verbesserung von Anspannung, Stress, Gereiztheit und Unausgeglichenheit herausgestellt. Mit keiner anderen Methode habe ich bei vielen meiner Patienten so gute Erfolge und positive Rückmeldungen erzielt, sodass ich Ihnen nahelegen möchte, das Meditieren zu erlernen und dauerhaft zu praktizieren, da jeder, der damit positive Erfahrungen gemacht hat, es nicht mehr missen möchte.

Die Wirkung der Entspannung auf die Blutdrucksenkung konnte für eine Meditationsform, die Transzendentale Meditation (TM), in einer 2006 veröffentlichten Studie eindrucksvoll nachgewiesen werden: In dieser Studie wiesen Bluthochdruckpatienten, die diese Meditation erlernten und übten, nach 16 Wochen eine signifikante Blutdrucksenkung gegenüber einer Vergleichsgruppe

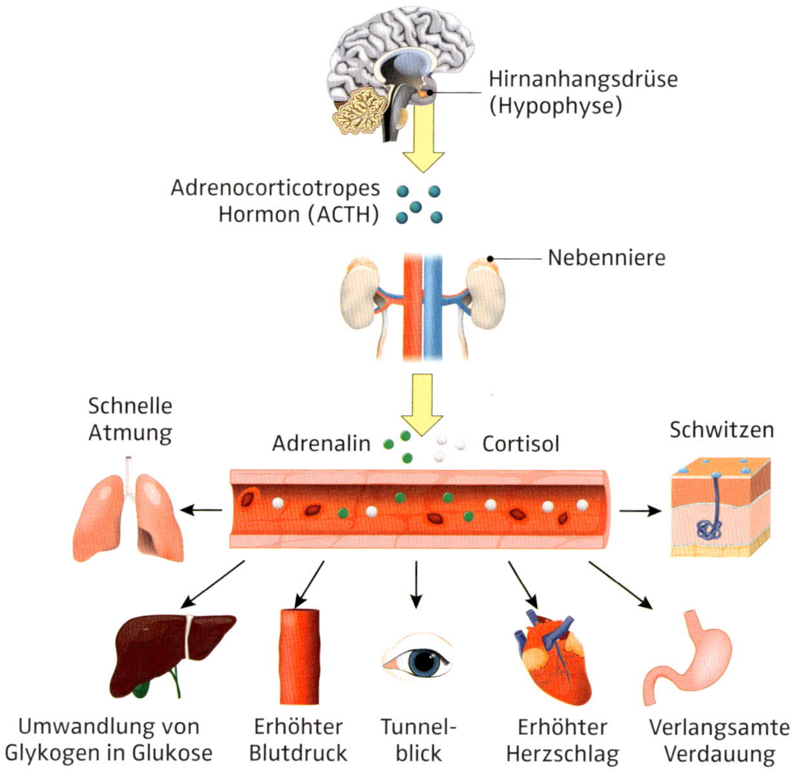

Diese Abbildung zeigt sehr eindrucksvoll: Stress versetzt unseren gesamten Organismus in Alarmbereitschaft.

auf. Egal ob Sie die TM wählen oder eine andere Meditationsform, z. B. aus dem Yoga, oder eine westliche Anpassung der jahrtausendalten fernöstlichen Achtsamkeitsmeditationen wie die MBSR (die achtsamkeitsbasierte Stressreduktion) – es sind viele Methoden bekannt, mit denen sich Entspannung willentlich herstellen lässt. Suchen Sie sich eine davon aus, die Sie gründlich erlernen und regelmäßig üben. Kurse finden Sie in Volkshochschulen oder fragen Sie bei Ihrer Krankenkasse nach Unterricht in Ihrer Nähe.

Bauchatmung

Auch ohne Meditationskurs können Sie sofort etwas tun. Ich möchte Ihnen hier eine einfache Technik der Entspannung vorstellen, die Sie ab sofort benutzen können. Die meisten Entspannungstechniken nutzen die entspannende Wirkung bestimmter Atemformen. Während die reine Brustkorbatmung häufig mit Anspannung einhergeht, erzeugt die Bauchatmung, auch Zwerchfellatmung genannt, Entspannung und stellt die effektivere Atemform dar. Allerdings fällt vielen Menschen diese gesündere Atemform recht schwer, sodass sie systematisch geübt werden sollte. Spüren Sie nun selbst, wie Sie auf die Zwerchfellatmung ansprechen.

- Legen Sie sich auf eine weiche Decke oder eine Matte. Sie können ein flaches Kissen unter den Kopf legen, wenn es für Sie bequemer ist, nur sollte der Kopf nicht zu hoch liegen. Lockern Sie Ihre Kleidung, falls nötig, vor allem in der Taille.
- Legen Sie nun eine Hand auf Ihren Bauch, unmittelbar oberhalb des Nabels. Den anderen Arm legen Sie neben den Körper. Spüren Sie nun, wie sich Ihr Bauch mit der Einatmung hebt und mit der Ausatmung senkt.
- Atmen Sie dabei durch die Nase ein und aus. Versuchen Sie, den Atemrhythmus zu spüren, ohne ihn zu beeinflussen. Nehmen Sie die natürliche Atempause nach dem Ausatmen wahr, den Moment des Wechsels, wenn die Ausatmung in die Einatmung übergeht. Erspüren Sie, wenn die Atmung nach dem Ausatmen von selbst einsetzt.
- Lassen Sie aufkommende Gedanken zu, ohne sich mit ihnen zu beschäftigen, aber auch ohne sie zu unterdrücken. Wenn sich bestimmte Gedanke immer wieder aufdrängen, lassen Sie sie zu und betrachten Sie sie wie von außen, ohne ihnen Bedeutung beizumessen. So lässt sich ein lästiges „Gedankenkarussell“ leerlaufen.

Wenn Sie diese Technik gut beherrschen, erspüren Sie die Atembewegungen im Bauch ohne Hilfe der Hand. Wenn Ihnen das gelingt, können Sie die Übung im Sitzen und auch im Stehen durchführen.

Das regelmäßige Üben ist dabei wesentlich, um sofort, auch bei empfundener Anspannung, durch die Zwerchfellatmung eine Entspannung herbeiführen zu können. Auch als Einschlafhilfe kann diese einfache Meditation sehr helfen.

> Wenn Sie regelmäßig üben, können Sie sofort eine Entspannung herbeiführen.

Auch beim Gehen können Sie auf diese Weise meditieren, indem Sie die Atmung mit der Schrittzahl kombinieren, z. B. zählen Sie drei Schritte, während Sie einatmen, und vier Schritte beim Ausatmen. Passen Sie die Schrittzahl Ihrer natürlichen Atmung an.

Body-Scan

Wenn Sie die Zwerchfellatmung beherrschen, können Sie als weitere Übung einen sogenannten Body-Scan durchführen, bei dem Sie nacheinander alle Körperteile innerlich spüren – angefangen von den Füßen über die Waden bis zum Kopf. Auch er hilft Ihnen, die Gedanken in das Hier und Jetzt zu bringen, wo sich das Leben abspielt. Die dauernde Beschäftigung mit belastenden Gedanken der Vergangenheit und der Zukunft weicht so der Aufmerksamkeit auf die Gegenwart mit allem, was sie zu bieten hat.

Autogenes Training

Das Autogene Training wurde um 1920 vom Neurologen Johannes H. Schultz entwickelt. Es gehört zu den populärsten Entspannungsmethoden und hat weite Verbreitung gefunden. Durch Übungen, bei denen bestimmte Sätze und Vorstellungen zum Einsatz kommen, wird eine tiefe Entspannung erreicht. Dazu zählen Übungen, durch die im Körper ein Wärme- oder ein Schweregefühl hergestellt wird. Ebenso gehört eine Atemübung mit Einsatz der Zwerchfellatmung zu den Grundübungen.

Das Autogene Training arbeitet mit der „Autosuggestion", bei welcher der Übende sich bestimmte Empfindungen selbst gedanklich eingibt. Ein großer Vorteil ist, dass Sie das Autogene Training, wenn Sie es gut beherrschen, jederzeit und überall ohne weitere Vorbereitung durchführen können.

Progressive Muskelentspannung nach Jacobson

Der amerikanische Arzt Edmund Jacobson beschrieb 1929 die Progressive Muskelentspannung, auch Muskelrelaxation genannt. Progressiv bedeutet hierbei „fortschreitend": Es werden nacheinander verschiedene Muskelgruppen angespannt, die Spannung kurz aufrechterhalten, und anschließend folgt die Entspannung dieser Muskelgruppe.

> Erlernen Sie diejenige Entspannungsform, die am besten Ihren Vorlieben entspricht.

Der Wechsel von An- und Entspannung wird dabei bewusst wahrgenommen und es stellt sich allmählich eine innere Ruhe und Entspannung ein. Auch diese Methode kann, einmal erlernt, ohne weitere Vorbereitung jederzeit und an jedem Ort praktiziert werden.

Yoga

Bei uns ist vor allem das Hatha-Yoga mit einer langen Tradition aus dem indischen Kulturkreis verbreitet. Durch bestimmte Körperhaltungen (Asanas) und Atemtechniken (Pranayama) wird Ausgeglichenheit über ein Gleichgewicht von Körper, Geist und Seele angestrebt.

> Fantasiereisen ermöglichen auch Anfängern eine effektive Entspannung ohne besondere Vorbereitung. Es gibt sie auf CDs oder kostenlos auf YouTube.

Tai-Chi

Tai-Chi ist eine alte chinesische Bewegungskunst mit langsamen, fließenden Bewegungen und einer entspannten Atmung. Dazu werden verschiedene Bewegungsabläufe eingeübt, die zu Ausgeglichenheit und Ruhe führen. Zudem kommen die Übungen auch Ihrer Beweglichkeit und Koordination zugute.

Schritt 7 – Rauchen und Bluthochdruck

Rauchstopp wirkt Wunder

Zigarettenrauchen erhöht das Risiko für Herz-Kreislauf-Erkrankungen wie Herzinfarkte, Schlaganfälle, Durchblutungsstörungen der Beine („Schaufensterkrankheit") auf das Sechsfache. Insbesondere Menschen mit Bluthochdruck sind gefährdet, da der Bluthochdruck per se das Risiko für Herz-Kreislauf-Erkrankungen steigert. Ca. 300 Menschen sterben täglich in Deutschland an den Folgen des Rauchens. Im Durchschnitt verringert jede gerauchte Zigarette die Lebenserwartung um acht Minuten. Nicht vernachlässigt werden dürfen auch die schädlichen Folgen des Passivrauchens, das mit einer Erhöhung des Risikos für Herz-Kreislauf- sowie Krebserkrankungen einhergeht.

Beim Bluthochdruck sind die schädlichen Auswirkungen des Rauchens noch gravierender zu sehen, da sich beide Risikofaktoren überproportional verstärken. Nikotin hat eine gefäßverengende Wirkung, die den Blutdruck steigen lässt, sodass Sie durch den Nikotinverzicht eine Verbesserung des Blutdrucks erreichen werden. Da jede Zigarettenmenge schädlich ist, sollten Sie sich nicht vornehmen, das Rauchen lediglich zu reduzieren, sondern ganz damit aufzuhören.

Schon ein Jahr nach dem Rauchstopp halbiert sich das Herzinfarktrisiko.

Patentrezepte, die das Aufhören mühelos machen, gibt es leider nicht, sodass eine große Portion Willenskraft notwendig ist. Eine Rauchentwöhnung ist nicht einfach, Millionen Menschen haben aber bewiesen, dass es geht, egal wie lange und wie intensiv sie vorher geraucht haben. Ihrer Gesundheit zuliebe sollten Sie es auch versuchen! Sie sollten sich Ihre Motive, mit dem Rauchen aufzuhören, vergegenwärtigen und immer wieder in Erinnerung rufen:

- Verbesserung des Blutdrucks
- Verringerung des Krebsrisikos
- Reduktion des Risikos für Herzinfarkte, Schlaganfälle und Raucherbein

- Vermeidung von Impotenz
- Erhöhung der körperlichen Ausdauer
- Verbesserung der Atmung, Vorbeugung vor schweren Lungenschäden
- Vermeidung von Rauchgerüchen
- Geldeinsparung
- Voraussetzungen für ein längeres Leben in Gesundheit schaffen

Wie Sie Nichtraucher werden können

Ihr Rauchstopp sollte in einer weniger stressigen Lebensphase beginnen.

Im Folgenden finden Sie einige Tipps, die Ihnen dabei helfen, das Rauchen aufzugeben. Der Rauchstopp beginnt am besten mit einem festen und geplanten Termin.

Nehmen Sie sich einen Tag vor, am besten innerhalb der nächsten zehn Tage, an dem Sie das Rauchen aufgeben. Überlegen Sie bitte vorher, wann es für Sie günstiger ist, ob in der Woche oder am Wochenende. Auch sollten keine besonderen Ereignisse wie z. B. eine schwere Prüfung in diesen Zeitraum fallen.

Werfen Sie alle Rauchutensilien und Zigaretten weg oder verschenken Sie sie.

- Waschen Sie Ihre Kleidung, um den Geruch nach Zigarettenrauch zu entfernen.
- Vereinbaren Sie einen Termin beim Zahnarzt zur professionellen Zahnreinigung.
- Gerade in der ersten Zeit als Nichtraucher sollten Sie sich von Alkohol fernhalten, da der Genuss von Alkohol das Nichtrauchen erschweren und die Schwelle, wieder zur Zigarette zu greifen, senken kann.
- Wenn möglich, versuchen Sie in der ersten Zeit den Kontakt mit Rauchern zu vermeiden.
- In den ersten Tagen bis wenigen Wochen nach dem Rauchstopp tritt häufig Gereiztheit auf, die Ihrer näheren Umgebung sicherlich auffallen wird. Bitten Sie um Verständnis und erklä-

ren Sie den Hintergrund Ihrer eventuell schlechteren Laune. Später können Sie sich z. B. bei Ihrem Partner mit einem Abendessen oder Ähnlichem revanchieren.

- Kalkulieren Sie ein, dass Sie etwas an Gewicht zunehmen könnten. Wenn Sie die Ernährungsumstellung schon durchgearbeitet haben, wird dies die eventuelle Zunahme abmildern. Eine moderate Zunahme um 2–3 kg sollten Sie aber zulassen, um es später, wenn Sie die erste rauchfreie Zeit überwunden haben, wieder loszuwerden. Gegenüber dem hohen Gesundheitsgewinn durch das Nichtrauchen ist eine leichte Gewichtszunahme für Ihre Gesundheit zu vernachlässigen. Bei gesteigertem Appetit greifen Sie auf gesunde und kalorienarme Nahrungsmittel wie Rohkost (Möhren, Radieschen etc.) und Obst zurück. Die Ratschläge zur Ernährung (siehe Seite 61) helfen Ihnen, nicht zuzunehmen.
- Suchen Sie gerade in der ersten Zeit nach dem Rauchstopp Ablenkung in Form von Spaziergängen oder Radfahren oder in Dingen, an denen Sie Freude haben und die Sie gerne machen.
- In den ersten Wochen des Rauchentzugs können neben Gereiztheit auch Schlafstörungen und Hungergefühle auftreten. Diese Befindlichkeitsstörungen sind vorübergehender Natur und als Entzugserscheinungen anzusehen. So unangenehm sie auch sind, sie lassen bald nach. Halten Sie durch!
- Sammeln Sie das Geld, das Sie bisher für Zigaretten ausgegeben haben, in einer getrennten Geldbörse und kaufen Sie sich dafür, z. B. nach einer Woche, etwas Schönes als zusätzliche Motivation. Viele ehemalige Raucher beweisen, dass es zu schaffen ist, unabhängig davon, wie alt sie sind und wie lange sie geraucht haben. Machen Sie einen Plan, welche Belohnung Sie sich nach drei Tagen und später wöchentlich gönnen wollen, wenn Sie weiterhin nicht rauchen. Das kann ein Theaterbesuch, ein Wellness-Wochenende, ein Buch oder etwas ganz anderes sein.

> Geplante Belohnungen für das Erreichen kleiner Zwischenschritte unterstützen Sie beim Durchhalten.

Nikotinpflaster und -kaugummis können vorübergehend bei Rauchstopp helfen.

Nikotinpflaster & Co.

Falls Sie es nicht aus eigener Kraft schaffen, mit dem Rauchen aufzuhören, können Ihnen medikamentöse Maßnahmen zur Unterstützung dabei helfen. Schon länger werden Nikotinpflaster, -kaugummis oder -tabletten vorübergehend zur Raucherentwöhnung verwendet. Dabei wird dem Körper zwar Nikotin zugeführt, allerdings nicht die vielen weiteren Schadstoffe, die mit dem Rauch aufgenommen werden. Die Nikotinmenge wird dann allmählich reduziert und schließlich ganz abgesetzt.

Dabei ist zu beachten, dass die Wirkung des Nikotins langsamer als beim Rauchen, nach etwa 20 Minuten, eintritt. Nikotinpflaster erzeugen einen konstanten Nikotinpegel im Blut, was somit nur bei stärkeren Entzugserscheinungen und starken Rauchern sinnvoll ist. Sie werden in verschiedenen Stärken angeboten, die zehn, 20 oder 30 Zigaretten täglich ersetzen.

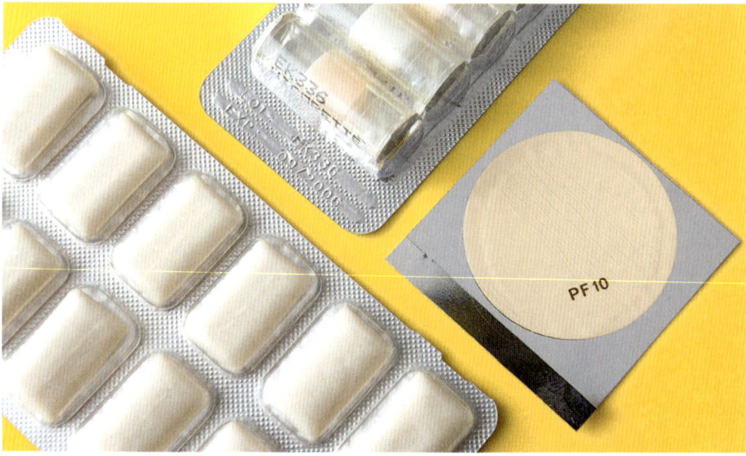

Unterschiedliche Nikotin-Ersatzprodukte: Kaugummi, Pflaser und Nikotininhalator

Nikotinkaugummis empfehlen sich, wenn keine sehr starke Abhängigkeit vorliegt und zumeist in bestimmten Situationen das Rauchverlangen auftritt. Sie sollten nur so lange gekaut werden, bis ein ausreichender Effekt auftritt und dann zunächst in der Backentasche belassen werden. Bei einer Nikotinersatzbehandlung dürfen Sie auf keinen Fall rauchen oder unkontrolliert verschiedene Nikotinersatzmittel zusammen verwenden, da es zu Vergiftungserscheinungen kommen kann. Nach einer gewissen Zeit ohne Rauchen sollten Nikotinpräparate nicht mehr angewendet werden; sie stellen nur eine vorübergehende Unterstützung dar, um eine dauerhafte Abstinenz zu erreichen.

Bei Herzerkrankungen und schwereren Bluthochdruckformen sollte in der Regel nicht auf Nikotinpräparate zurückgegriffen werden. Auch bei anderen chronischen Erkrankungen ist die Verwendung mit dem Hausarzt abzustimmen.

Wenn nötig, können auch Medikamente eingesetzt werden.

Der Wirkstoff Vareniclin wird unterstützend häufig eingesetzt. Es zeigt eine bessere Wirksamkeit und Verträglichkeit als das ältere Bupropion. Vareniclin muss vom Arzt verschrieben werden. Es bindet sich an die gleichen Rezeptoren des zentralen Nervensystems wie Nikotin, das in den Zigaretten enthalten ist. Dadurch wird das Verlangen zu rauchen gemildert. Laut Studiendaten schaffen deutlich mehr Raucher den Schritt zum Nichtraucher als ohne diese Hilfe.

Rauchstopp bringt schnelle Erfolge

Irrtümlich glauben viele Raucher, dass sich das Nichtrauchen erst nach Jahren positiv auf die Gesundheit auswirkt. In Wirklichkeit stellen sich sofort günstige Auswirkungen auf die Gesundheit ein. Die positiven Einflüsse auf den Blutdruck nach dem Rauchstopp machen sich zum Beispiel sofort bemerkbar:

- Nach ca. 20 Minuten sinkt Ihr Blutdruck.
- Schon nach einem Tag beginnt das Risiko für einen Herzinfarkt zu sinken.
- Nach ca. einer Woche, manchmal schon früher, verbessert sich die körperliche Leistungsfähigkeit.
- Nach einem Jahr sinkt das Risiko für eine Erkrankung der Herzkranzgefäße auf etwa die Hälfte.

▶▶

- Nach fünf Jahren hat sich das Risiko für Lungenkrebs auf die Hälfte reduziert.
- Nach zehn Jahren hat sich sogar die Gefahr, an Lungenkrebs zu erkranken, gegenüber Nichtrauchern normalisiert.
- Nach 15 Jahren hat sich auch das Risiko für einen Herzinfarkt auf das eines Nichtrauchers gesenkt.

Schließlich können Sie Unterstützung beim Beratungstelefon der Bundeszentrale für gesundheitliche Aufklärung (BzgA) und beim „Rauchertelefon“ des Deutschen Krebsforschungszentrums erhalten, deren Nummern und Adressen Sie im Anhang finden.

Rauchen und Gewicht

Da ich immer wieder darauf angesprochen werde, möchte ich Ihnen noch kurz etwas zum Thema Rauchen und Gewicht gesagt. Die Sorge, dass nach dem Ende des Rauchens das Gewicht steigt, ist sehr verbreitet. Tatsächlich liegt der Energieverbrauch von Rauchern um etwa 10% höher. Ursache scheint eine Stimulation des sympathischen Nervensystems zu sein, das den Körper allgemein aktiviert.

Die Gewichtszunahme nach dem Rauchstopp ist in der Regel geringer als oft befürchtet.

Die Gewichtszunahme nach dem Rauchstopp ist jedoch in der Regel geringer als oft befürchtet. In einer Untersuchung bei über 5000 Personen (NHANES) wurde eine Gewichtszunahme nach zehn Jahren von 4,4 kg bei Männern und 5 kg bei Frauen festgestellt. Wenn man davon die natürliche Gewichtszunahme beim Älterwerden abzieht, lässt sich nur etwa 1 kg Zunahme auf das beendete Rauchen zurückführen. Dies kann leicht durch die in diesem Buch beschriebenen Methoden der Ernährung und Bewegung vermieden werden, sodass die enormen Vorteile des Rauchstopps für Gesundheit, Wohlbefinden und Fitness bei Weitem überwiegen.

Schritt 8 – Medikamente und Katheterbehandlung gegen Bluthochdruck

Wann sind Medikamente sinnvoll?

In Fällen, in denen die nicht-medikamentösen Maßnahmen, die in diesem Buch beschrieben werden, nicht ausreichen, um den Blutdruck zu normalisieren, kommen blutdrucksenkende Medikamente zum Einsatz. Bei höheren Blutdruckwerten ist es sinnvoll, neben den nicht-medikamentösen Maßnahmen auch direkt blutdrucksenkende Medikamente einzusetzen. Diese können später, wenn die nicht-medikamentösen Strategien den Blutdruck gesenkt haben, bei Bedarf reduziert werden. Dies sollte immer in Absprache mit dem behandelnden Arzt erfolgen, der über umfangreiche Erfahrungen verfügt, um Sie optimal zu beraten. Grundkenntnisse über die Medikamente, die dabei zum Einsatz kommen, helfen Ihnen, besser mit Ihrer Erkrankung und der Medikation zurechtzukommen und Verunsicherungen aus dem Weg zu räumen.

> Bei höheren Blutdruckwerten ist es sinnvoll, neben den nicht-medikamentösen Maßnahmen auch blutdrucksenkende Medikamente einzusetzen.

Sprechen Sie mit Ihrem Arzt

Falls ein Bluthochdruck bei Ihnen neu festgestellt wurde, wird der behandelnde Arzt mit Ihnen gemeinsam abwägen, ob nicht erst einmal nicht-medikamentöse Maßnahmen zur Blutdrucksenkung ausreichen oder ob sofort Medikamente notwendig sind. Bei deutlich erhöhten Blutdruckwerten wird eine medikamentöse Behandlung in der Regel sofort begonnen. Bei mäßig erhöhten Blutdruckwerten hingegen, und wenn keine maßgeblichen Risikofaktoren bestehen, versucht man meistens zunächst, den Blutdruck über die Ernährung, eventuell eine Gewichtsabnahme und mehr Bewegung in den Griff zu bekommen.

Dabei sollten Sie mit dem behandelnden Arzt einen Zeitpunkt festlegen, an dem entschieden wird, ob diese nicht-medikamentösen Schritte allein ausreichen oder ob noch zusätzlich eine Medikation notwendig ist. Dieser Zeitpunkt wird in der Regel nach drei bis sechs Monaten sein. Wenn Sie die in diesem Buch beschriebenen Anweisungen konsequent umsetzen, können Sie eine deutliche Blutdrucksenkung erwarten. Selbst wenn Sie zusätzlich Medikamente einnehmen müssen, wird die Menge und Dosis daher niedriger sein, als wenn Sie die geschilderten Maßnahmen nicht durchgeführt hätten. In jedem Fall profitieren Sie erheblich davon, die empfohlenen Schritte konsequent zu befolgen.

Die medikamentöse Blutdruckbehandlung ist in aller Regel lebenslang notwendig, außer es gelingt mittels nicht-medikamentöser Maßnahmen, eine ausreichende Blutdrucksenkung zu erzielen, die ein Absetzen der Medikamente ermöglicht. Diesen Schritt dürfen Sie nur nach ärztlicher Empfehlung durchführen, um einen unkontrollierten Blutdruckanstieg nach Absetzen der Medikation zu vermeiden. Die Blutdruckmedikamente wird Ihr Arzt, falls die Werte es erlauben, langsam und unter häufigen Blutdruckkontrollen ausschleichen.

Nebenwirkungen vs. schwere Folgeerkrankungen

Manche Betroffene haben Schwierigkeiten damit, regelmäßig Medikamente einzunehmen. Teilweise befürchten sie mögliche Nebenwirkungen. Das hohe Risiko schwerer Folgeerkrankungen bei einem unbehandelten Bluthochdruck steht allerdings in keinem Verhältnis zu dem extrem geringen Risiko von Nebenwirkungen blutdrucksenkender Medikamente. Falls solche auftreten, verschwinden sie in aller Regel, sobald man das Präparat auf ein anderes in Absprache mit dem behandelnden Arzt umgestellt hat.

Die Folgeerkrankungen des Bluthochdrucks, wie Schlaganfälle, Herzinfarkte, Herzschwäche und viele andere, sind so gravierend, dass alles getan werden sollte, um sie zu vermeiden. Es stehen heute moderne Bluthochdruckmedikamente zur Verfügung, die eine gute und verträgliche Behandlung ermöglichen.

Welche Medikamente gibt es?

In der Praxis werden zunächst Präparate aus den folgenden vier Medikamentengruppen eingesetzt, die sich als besonders gut wirksam und verträglich erwiesen haben:

- ACE-Hemmer
- AT1-Blocker
- Kalzium-Antagonisten
- Diuretika

Vier Medikamentengruppen zur Blutdrucksenkung sind Mittel der Wahl.

Diese Medikamentengruppen sind sehr umfangreich untersucht und haben sich lange bewährt. Sie zeichnen sich durch drei Eigenschaften aus:

- Sie haben in ausreichend großen Studien eine Senkung der Folgekomplikationen des Bluthochdrucks bewiesen.
- Sie zeigen eine gute Wirksamkeit.
- Sie sind gut verträglich.

Auf die für Sie wichtigsten Aspekte der einzelnen Medikamentengruppen wird im Folgenden näher eingegangen. In den jeweiligen Gruppen sind die Wirkstoffe von Vertretern der einzelnen Medikamentengruppen aufgeführt. Diese Wirkstoffe finden Sie auf den Medikamentenpackungen, oft unterhalb des Präparate-Namens.

ACE-Hemmer

Zu den ACE-Hemmern, an der Endung „-pril" zu erkennen, zählen z. B. Enalapril, Captopril, Ramipril, Quinapril, Lisinopril, Benazepril, Perindopril, Fosinopril, Trandolapril und Cilazapril. Diese Wirkstoffe hemmen ein Enzym, das für die Aktivierung bestimmter Hormone benötigt wird, die den Blutdruck steigern. Der Name „ACE" ist die Abkürzung für dieses Enzym namens *Angiotensin-converting enzyme.*

ACE-Hemmer sind bei Nierenschwäche sehr günstig, da sie der Nierenerkrankung entgegenwirken.

Auch bei einer zusätzlichen Nierenschwäche ist das Medikament günstig, da es dem Fortschreiten der Nierenerkrankung entgegenwirkt. In seltenen Fällen können die Nierenwerte im Blut ansteigen, sodass diese zu Beginn der Behandlung und im Verlauf kontrolliert werden. Bei einem Anstieg der Nierenwerte liegt gelegentlich eine Verengung der Nierengefäße vor.

Auch bei Diabetikern mit Bluthochdruck haben ACE-Hemmer eine gute Wirksamkeit bewiesen, die über die blutdrucksenkende Wirkung hinausgeht (nachgewiesen in den Studien CAPP und HOPE). Ebenso sind diese Medikamente aus der Behandlung der Herzschwäche (Herzinsuffizienz) nicht mehr wegzudenken.

Eine typische Nebenwirkung kann das Auftreten eines Reizhustens sein, das in etwa 10% der Fälle auftritt. In diesen Fällen kann auf die ähnlich wirkenden AT1-Blocker gewechselt werden, die diese Nebenwirkung nicht aufweisen.

AT1-Blocker

Angiotensin-II-Antagonisten werden auch bei ACE-Hemmer-Unverträglichkeit eingesetzt, da sie ein ähnliches Wirkungsspektrum haben.

Diese Medikamente werden auch als Angiotensin-II-Antagonisten bezeichnet und weisen ein ähnliches Wirkungsspektrum wie die ACE-Hemmer auf. Zu den AT1-Blockern, an ihrer Endung „-sartan“ zu erkennen, zählen Candesartan, Valsartan, Losartan, Irbesartan, Telmisartan, Olmesartan und Eprosartan. Die Wirkstoffe wirken ähnlich wie die ACE-Hemmer, verursachen jedoch kaum Reizhusten. Sie werden daher auch bei Unverträglichkeiten der ACE-Hemmer eingesetzt.

Diese Medikamentengruppe zeichnet sich durch eine außerordentlich geringe Nebenwirkungsrate aus. Sie wird in aller Regel zur Blutdrucksenkung nicht mit ACE-Hemmern kombiniert, da sie ähnlich wirken.

Kalzium-Antagonisten

Diese Wirkstoffe, zu denen Amlodipin, Felodipin, Lecarnidipin, Nifedipin, Nitrendipin, Nisoldipin, Nilvadipin, Isradipin, Manidipin, Lacidipin gehören, binden sich an die Kalziumkanäle der Körperzellen und vermindern den Kalziumeinstrom, was eine Erweiterung der Arterien und damit eine Blutdrucksenkung bewirkt. Verschiedene Vertreter dieser Gruppe haben recht unterschiedliche Eigenschaften, was einen differenzierten Einsatz durch den kundigen Arzt ermöglicht.

Die Kalzium-Antagonisten erweitern die Arterien und senken so den Blutdruck.

Bei vielen Wirkstoffen dieser Medikamentengruppe zählen Flüssigkeitseinlagerungen (Ödeme) in den Unterschenkeln und Knöcheln zu den häufigeren Nebenwirkungen. Diese sprechen, im Gegensatz zu den herkömmlichen Flüssigkeitsansammlungen, weniger auf entwässernde Medikamente an. Hautrötung, Hitzegefühl und – bei einigen Wirkstoffen – Verstopfung können auftreten.

Kalzium-Antagonisten weisen eine sehr gute blutdrucksenkende Wirksamkeit auf und zeigen vor allem in Bezug auf den Stoffwechsel und die körperliche Leistungsfähigkeit eine gute Verträglichkeit. Oft werden diese Präparate mit ACE-Hemmern oder AT1-Blockern kombiniert, wenn eine zweifache Kombination erforderlich ist. Eine Reihe von Kombinationspräparaten steht zur Verfügung, in denen ein ACE-Hemmer oder ein AT1-Blocker mit einem Kalzium-Antagonisten in einer Tablette kombiniert werden, um die Einnahme zu vereinfachen.

Diuretika

Diuretika sind sogenannte Entwässerungsmittel, die über eine vermehrte Ausscheidung von Wasser und Natrium wirken. Als Wirkstoffe zählen hierzu HCT, Torasemid, Furosemid, Xipamid, Chlortalidon, Indapamid und Spironolacton. Diese Mittel gehören zu den am längsten in der Bluthochdruckbehandlung eingesetzten Medikamenten und wirken u. a. durch eine Verminderung der Flüssigkeitsmenge im Kreislauf.

Anfangs wird nach der Einnahme mehr Wasser als sonst gelassen. Dies normalisiert sich nach kurzer Zeit wieder, da ja nicht ständig mehr Wasser ausgeschieden werden kann, als man zu sich nimmt, sondern sich nach kurzer Zeit Flüssigkeitseinnahme

Gegebenenfalls müssen unter Entwässerungsmitteln Mineralstoffe (z. B. Kalium oder Magnesium) nach Rücksprache mit dem Arzt ersetzt werden.

und -Ausscheidung die Waage halten. Über die vermehrte Ausscheidung können besonders der Kalium- und Magnesiumspiegel im Blut absinken, was sich z. B. durch Muskelkrämpfe äußern kann. Gegebenenfalls müssen diese Stoffe nach Rücksprache mit Ihrem behandelnden Arzt ersetzt werden. Der Blutzucker sollte unter dieser Behandlung besonders kontrolliert werden, wenn eine Neigung zu erhöhten Werten vorliegt.

Alles im allem werden Diuretika unter entsprechender ärztlicher Kontrolle in aller Regel gut vertragen und gehören auch in Kombination mit anderen Wirkstoffen zu den am häufigsten verwandten Blutdruckmedikamenten.

Spironolacton nimmt eine Sonderstellung unter den Entwässerungsmitteln ein, da es ein bestimmtes Hormon, das Aldosteron, hemmt und deshalb bei Bluthochdruckerkrankungen, die durch eine Überproduktion dieses Hormons hervorgerufen werden, erfolgreich eingesetzt wird. Im Gegensatz zu den meisten Entwässerungsmitteln hat es zudem eine kaliumsparende Wirkung. Die nicht seltene Nebenwirkung einer Brustdrüsenschwellung schränkt den Einsatz vor allem bei Männern ein. Spironolacton wird häufig bei besonders starken oder hartnäckigen Bluthochdruckverläufen eingesetzt und ermöglicht hierbei oft eine gute Blutdrucksenkung.

Betablocker

Neben den genannten vier Medikamentengruppen der ersten Wahl gehörten bis vor einigen Jahren auch die Betablocker zu den Substanzen der ersten Wahl. Inzwischen werden sie, besonders aufgrund der etwas schlechteren Stoffwechseleigenschaften, in der Regel erst eingesetzt, wenn die genannten vier Medikamentenklassen keine ausreichende Blutdrucksenkung ermöglichen oder wenn Betablocker wegen anderer Erkrankungen, besonders bei bestimmten Herzerkrankungen oder Herzrhythmusstörungen, sinnvoll erscheinen.

Zu den Betablockern zählen die Wirkstoffe Bisoprolol, Metoprolol, Propranolol, Atenolol, Acebutolol, Celiprolol, Talinolol, Betaxolol, Nebivolol, Carvedilol, Bupranolol, Penbutolol, Carteolol, Oxprenolol, Pindolol, Bupranolol und Mepindolol. Sie gehören seit mehr als 50 Jahren zu den blutdrucksenkenden Medikamenten und werden ebenso bei vielen Herzerkrankungen und Herzrhythmusstörungen eingesetzt. Sie binden sich an bestimmte Rezeptoren der Körperzellen, die bei Bedarf das Herz schneller und kräftiger schlagen lassen. Durch die Blockierung dieser Rezeptoren schlägt das Herz langsamer und schonender, was eine Blutdrucksenkung zur Folge hat.

Betablocker werden heute zurückhaltender als vor einigen Jahren eingesetzt. In bestimmten Fällen haben sie weiterhin ihren Stellenwert.

Beta-Rezeptoren befinden aber nicht nur an Herzmuskelzellen, sondern auch an vielen anderen Organen und üben vielfältige Steuerungsfunktionen aus. Glücklicherweise unterscheiden sich die Beta-Rezeptoren verschiedener Organe in ihrem Aufbau, und es wurden Betablocker entwickelt, die sich überwiegend an die Herz-Rezeptoren binden. Dadurch sind die sogenannten selektiven Betablocker viel verträglicher geworden.

Außer bei Bluthochdruck haben sich Betablocker bei Erkrankungen der Herzkranzgefäße, bei Herzschwäche (Herzinsuffizienz) und bestimmten Herzrhythmusstörungen außerordentlich bewährt. Gerade wenn solche Erkrankungen zusätzlich zum Bluthochdruck vorliegen, sind diese Medikamente von Vorteil.

In Fällen von Nebenwirkungen ist manchmal der Wechsel auf einen anderen Blutdrucksenker erforderlich. Problematisch kann der Einsatz von Betablockern bei sportlich sehr aktiven Menschen sein, da die Leistungsfähigkeit manchmal sinkt. Wegen ihrer bronchienverengenden Wirkung ist außerdem bei Asthma und anderen Erkrankungen der Bronchien Vorsicht geboten. Eine Schuppenflechte (Psoriasis) kann sich unter der Gabe von Betablockern verschlechtern. Auch bei einer Veranlagung zum Diabetes Typ 2 muss der behandelnde Arzt ihren Einsatz abwägen. Als weitere Nebenwirkungen können kalte Hände und Füße sowie Müdigkeit auftreten, gelegentlich werden auch Störungen der Sexualfunktionen beobachtet.

Bei sachgerechtem Einsatz können Betablocker effektiv den Blutdruck senken und sowohl die Lebensqualität als auch die Lebenserwartung deutlich steigern. Wenn Nebenwirkungen auftreten, bilden sich diese nach dem Ausschleichen des Präparates zurück.

Medikamentenkombinationen

Anstatt ein Medikament sehr hoch zu dosieren, kommen frühzeitig Medikamentenkombinationen zum Einsatz, um Nebenwirkungen zu vermeiden.

Häufig, vor allem bei höheren Blutdruckwerten, müssen zwei oder mehr Medikamente aus verschiedenen Gruppen miteinander kombiniert werden, um den Blutdruck optimal zu senken. Lediglich in etwa 50% der Fälle gelingt mit einem einzigen Blutdruckmedikament eine optimale Blutdruckeinstellung. In allen anderen Fällen sind unterschiedliche Präparate erforderlich.

Oft werden auch schon frühzeitig oder von Anfang an mehrere Blutdruckmedikamente in Kombination eingesetzt, um die einzelnen Wirkstoffe niedriger dosieren zu können und damit eine bessere Verträglichkeit zu erzielen. Einige der genannten Medikamente lassen sich besonders gut kombinieren, da sich ihre Wirkungen ergänzen; dies wird der behandelnde Arzt bei der Medikamentenwahl berücksichtigen. Die für Sie am besten geeignete und verträglichste Medikamentenauswahl zu treffen, gehört zu den ärztlichen Aufgaben, die Fachwissen und Erfahrung erfordern.

Sinnvoll sind Kombinationspräparate mit zwei oder mehr Wirkstoffen in einer Tablette, soweit sie für die entsprechende Kombination und Dosierung verfügbar sind, da sich dadurch die Anzahl an Tabletten reduzieren lässt.

Eine gute Blutdruckeinstellung zu erzielen, benötigt gelegentlich einige Zeit und erfordert häufiger, die Medikation Schritt für Schritt zu erhöhen, bis der Blutdruck optimal steht. Die Mühe lohnt sich, zumal sich das Risiko schwerer Folgeerkrankungen bei optimaler Blutdruckeinstellung auf das Niveau von Personen ohne Bluthochdruck senken lässt, wie z. B. die HOT-Studie gezeigt hat. Es ist oft sinnvoller, mit einer niedrigeren Medikamentendosis zu beginnen, und diese allmählich zu steigern, um die Eingewöhnung an den niedrigeren Blutdruck und an die Medikamente zu verbessern. Übermäßige Blutdrucksenkungen lassen sich so in aller Regel vermeiden.

Aus den oben genannten Bluthochdruck-Medikamentengruppen ergeben sich vielfältige Kombinationen, wobei sich einige aus Gründen der Wirkungsverstärkung besonders bewährt haben. Welche Medikamentengruppe bei Ihnen zuerst zum Einsatz kommt, hängt von Ihrer individuellen Situation ab, insbesondere von sonstigen Begleiterkrankungen und vom Alter.

Sehr wichtig zu wissen ist, dass Blutdruckmedikamente ihre maximale Wirkung im Laufe mehrerer Wochen entfalten, wobei erst nach ca. zwei bis drei Wochen die volle Wirkung zu erkennen ist, sodass nicht früher über die endgültige Wirkung eines Blutdruckmedikamentes entschieden werden kann. Diese Latenzzeit wird der Arzt berücksichtigen, wenn er die Medikamente steigert, um nicht eine zu niedrige Blutdruckeinstellung durch diese verzögerte Wirkung zu riskieren.

Weitere Blutdruckmedikamente

Andere Blutdruckmedikamente erfüllen die Kriterien nicht in gleicher Weise wie die genannten Hauptgruppen und gelten daher als Medikamente der zweiten Linie. Sie werden in der Regel dann eingesetzt, wenn mit den Medikamenten der ersten Wahl keine ausreichende Wirkung erzielt werden kann oder wenn Unverträglichkeiten ein Ausweichen auf diese Medikamente erforderlich machen.

> Medikamente der zweiten Linie werden eingesetzt, wenn die der ersten Wahl keine ausreichende Wirkung erzielen.

Der Begriff „Medikamente der zweiten Linie“ darf nicht so missverstanden werden, dass es sich um schlechte oder gefährliche Medikamente handelt. Der Blutdruck vieler Betroffener kann manchmal erst unter Einsatz von Medikamenten aus dieser

Gruppe wirklich gut eingestellt werden. Jeder in diesem Bereich tätige Arzt kennt Patienten, die unter solchen Medikamenten gut eingestellt sind und die Behandlung gut vertragen. Die wichtigsten Substanzen dieser Wirkstoffe werden im Folgenden in Kürze beschrieben.

Alpharezeptorenblocker

Diese Gruppe (z. B. Doxazosin, Prazosin) gehörte bis vor einigen Jahren zur Medikamentengruppe der ersten Wahl. Dies änderte sich durch Daten, die bei der Einzeltherapie auf höhere Herz-Kreislauf-Komplikationen deuteten, insbesondere in der großen ALLHAT-Studie. In Kombination mit anderen Substanzen und bei bestimmten Konstellationen ermöglichen es diese Präparate, den Blutdruck in den Zielbereich zu bringen.

Antisympathotonika hemmen das aktivierende Nervensystem.

Antisympathotonika

Diese Medikamente hemmen das aktivierende Nervensystem, den Sympathikus, und wirken auf diese Weise blutdrucksenkend.

Alphamethyldopa

Diese Mittel gehören zu den wenigen Medikamenten, die in der Schwangerschaft angewandt werden können.

Clonidin

Dieses Medikament darf nicht abrupt abgesetzt werden, da es zu krisenhaften Blutdruck- und Herzfrequenzanstiegen („Rebound“) führen kann.

Moxonidin

Moxonidin wirkt ähnlich wie Clonidin, jedoch bei besserer Verträglichkeit und längerer Wirksamkeit. Es wird von den Wirkstoffen der zweiten Linie relativ häufig eingesetzt.

Direkt gefäßerweiternde Wirkstoffe

Hierzu zählen Hydralazin, Dihydralazin und Minoxidil. Minoxidil wirkt stark, gehört aber wegen möglicher Nebenwirkungen in sehr erfahrene Hände. Zu den Nebenwirkungen zählen eine Zunahme der Körperbehaarung, die sehr häufig (ca. 50%) auftritt. Der Wirkstoff ist daher besonders bei Frauen problematisch. Übrigens wird Minoxidil wegen dieser Nebenwirkung auch als lokal auf der Kopfhaut applizierbare Lösung zur Behandlung des männlichen Haarausfalls eingesetzt.

Vorübergehend können zu Anfang einer blutdrucksenkenden Behandlung Müdigkeit, Mattigkeit und ähnliche Beschwerden auftreten, da der Organismus sich erst an die niedrigeren Blutdruckwerte gewöhnen muss. Diese Symptome bilden sich nach einiger Zeit zurück und sollten nicht zum Absetzen der Medikamente führen. Sprechen Sie im Zweifelsfall mit Ihrem Arzt über mögliche Probleme und Beschwerden im Zusammenhang mit den Blutdruckmedikamenten. Manchmal ist es in solchen Fällen sinnvoll, zunächst die Medikamente in Absprache mit dem behandelnden Arzt zu reduzieren, und den Blutdruck allmählich zu normalisieren.

Die Nierennervenverödung

An den Nierenarterien verlaufen Nerven, die zur Blutdrucksenkung mit dünnen Sonden, sogenannten Kathetern, verödet werden können. Man spricht hier von Nierennervenverödung oder renaler Denervation. Es ist aber keine Methode, um den Blutdruck so weit zu senken, dass man keine Medikamente braucht, wenn man sonst Tabletten nehmen muss. Vielmehr wird das Verfahren bei schwer einstellbarem Bluthochdruck eingesetzt, also bei den wenigen Betroffenen, bei denen trotz mehrerer Medikamente der Blutdruck nicht im Zielbereich liegt.

Die Behandlung erzielt eine zwar nachweisbare, aber im Durchschnitt geringe Blutdrucksenkung von ca. 3,5 mmHg für den oberen (systolischen) Blutdruck und von knapp 2 mmHg für den unteren (diastolischen) Blutdruck in der 24-Stunden-Blutdruckmessung. Diese Befunde ergeben sich, wenn man die Ergebnisse der verfügbaren Studien zusammen betrachtet. In Einzelfällen sind die erreichten Blutdrucksenkungen deutlich höher.

Alles in allem kommt diese Methode nur für wenige Betroffene infrage, die trotz einer umfangreichen blutdrucksenkenden Medikation und mit Einsatz der in diesem Buch beschriebenen Maßnahmen dennoch nicht zufriedenstellend eingestellt werden.

ZU GUTER LETZT

In einer Untersuchung mit 30.000 Teilnehmern (INTERHEART-Studie) kommen Wissenschaftler zu dem Ergebnis, dass 90% aller Herzinfarkte grundsätzlich vermeidbar sind. In diesem Buch haben Sie die wichtigsten Maßnahmen zur selbstständigen Blutdruckregulierung kennengelernt, die darüber hinaus einen Beitrag zur Vorbeugung von Herzinfarkten und Schlaganfällen bilden.

Wenn Sie die Schritte bis hier durchgearbeitet haben, darf ich Sie beglückwünschen, denn der Nutzen für Ihre Gesundheit ist enorm. Jeder einzelne Schritt, den Sie vollzogen haben, und jede Änderung, die Sie erreicht haben, helfen Ihnen nicht nur zu besseren Blutdruckwerten, sondern haben noch viele weitere positive Auswirkungen auf Ihre gesundheitliche Verfassung.

Natürlich muss ein solches Buch wie das vorliegende möglichst alle bewährten Grundsätze darstellen, um den maximalen Nutzen für Sie zu bieten. Dass die Umsetzung zumeist nicht eins zu eins erfolgen kann, liegt auf der Hand. Sie sollten deshalb nicht in erster Linie auf die Schritte sehen, die Sie vielleicht nicht umgesetzt haben, sondern auf diejenigen, die Sie mit Selbstdisziplin vollzogen haben. Doch selbst wenn Sie lediglich ein einziges Kapitel dieses Buches umsetzen, ist der gesundheitliche Nutzen beachtlich.

Wenn Sie einige Kapitel noch nicht vollständig bearbeitet oder in Ihren Alltag integriert haben, können Sie dies jederzeit nachholen. Andere Kapitel, die Sie schon ganz gut beherrschen, können Sie bei Bedarf nochmals durcharbeiten.

Mit jedem Mal werden Sie neue Gesichtspunkte erkennen und das Erlernen wird intensiver. Dieses Buch soll Ihnen dazu dienen, mit dem Bluthochdruck möglichst gut zurechtzukommen und Ihnen zu Gesundheit und Wohlbefinden zu verhelfen. Mit diesem Wunsch darf ich Ihnen für die Zukunft alles Gute wünschen.

ANHANG

Formulare Blutdruckdokumentation

Tabellarische Dokumentation

Datum	systolischer Wert	diastolischer Wert	Puls

Grafische Dokumentation

	Datum								
mmHg									
220									
210									
200									
190									
180									
170									
160									
150									
140									
130									
120									
110									
100									
90									
80									
70									
60									

Register

Wichtige Adressen

Bundeszentrale für gesundheitliche Aufklärung (BzgA)
Ostmerheimer Straße 220
51109 Köln
Tel. 0221 89920
www.bzga.de
Beratung Raucherentwöhnung:
01805 313131

Deutsche Hochdruckliga e.V.
Berliner Straße 46
69120 Heidelberg
Tel. 06221 588550
www.hochdruckliga.de

Deutsches Krebsforschungszentrum
Im Neuenheimer Feld 280
69120 Heidelberg
Tel. 06221 420
www.dkfz.de
Beratung Raucherentwöhnung:
016221 42420

Deutsche Gefäßliga e. V.
Mühlenstraße 21–25
50321 Brühl
Telefon: 02232 74412
www.deutsche-gefaessliga.de

Deutsche Herzstiftung e.V.
Bockenheimer Landstraße 94–96
60323 Frankfurt am Main
Tel. 069 9551280
www.herzstiftung.de

Stiftung Deutsche Schlaganfall-Hilfe
Schulstraße 22
33311 Gütersloh
Tel. 05241 97700
www.schlaganfall-hilfe.de

Deutsche Nierenstiftung
Rheinstraße 40–42
64283 Darmstadt
Tel. 06151 780740
www.nierenstiftung.de

Stiftung Gesundheitswissen
Friedrichstraße 134
10117 Berlin
Tel. 030 419549220
www.stiftung-gesundheitswissen.de

Empfehlen und gewinnen!

Hat Ihnen dieses Buch gefallen?

Dann empfehlen Sie es bitte weiter und schreiben eine aussagekräftige Bewertung in einem Buch-Shop Ihrer Wahl, auf Ihrem Blog oder in den Sozialen Medien. Aus der Bewertung sollte hervorgehen, was Ihnen an dem Buch gefallen hat und für wen es besonders geeignet ist.

Als Dankeschön verlosen wir jeden Monat unter allen, die mitmachen, fünf humboldt-Ratgeber – mit etwas Glück sind auch Sie mit Ihrem Wunschtitel dabei.

Um an der Verlosung teilzunehmen, schicken Sie uns einfach den Link zu Ihrer Buchbewertung sowie Ihren Wunschtitel aus unserem Programm an: presse@humboldt.de.

Sanft gegen Bluthochdruck

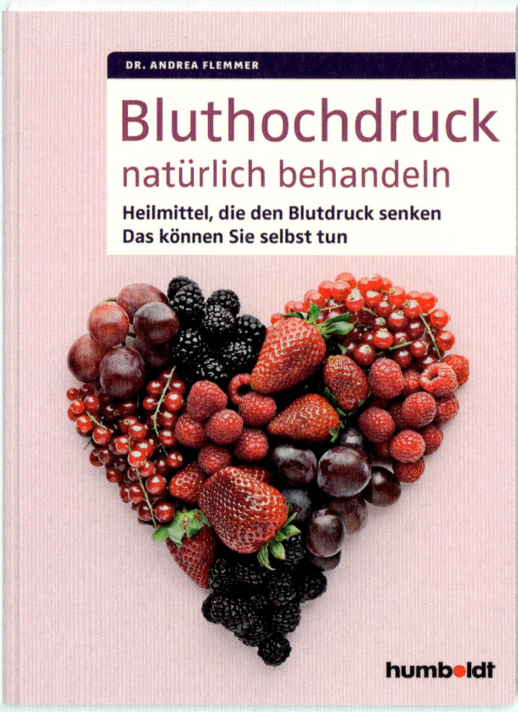

- Alle wirkungsvollen Maßnahmen zur Blutdrucksenkung in einem Buch
- Alltagstaugliche, unterstützende und motivierende Maßnahmen zur Selbstbehandlung
- 16 Rezepte für den optimalen Blutdruck

Stand 2023. Änderungen vorbehalten.

Dr. Andrea Flemmer

Bluthochdruck natürlich behandeln

3. Auflage, 144 Seiten
15,5 x 21,0 cm, Softcover
ISBN 978-3-8426-3067-3
€ 22,00 (D) / € 22,70 (A)

Der Ratgeber ist auch als eBook erhältlich.

humboldt
...bringt es auf den Punkt.

Bibliografische Information der Deutschen Nationalbibliothek
Die Deutsche Nationalbibliothek verzeichnet diese Publikation in der deutschen Nationalbibliografie; detaillierte bibliografische Daten sind im Internet über http://dnb.ddb.de/ abrufbar.

ISBN 978-3-8426-3169-4 (Print)
ISBN 978-3-8426-3170-0 (PDF)
ISBN 978-3-8426-3171-7 (EPUB)

Abbildungen:
Titelmotiv: Shutterstock/Jemastock, krissikunterbunt, ViDI Studio
stock.adobe.com: PATTARAWIT: 13; Andrey Cherkasov: 35; Prostock-studio: 36; Ingo Bartussek: 41; adrian_ilie825: 47; Africa Studio: 50; Robert Kneschke: 55; SBH: 59; anaumenko: 65, 74; craevschii: 70; Elena Pimukova: 102; samael334: 113; Brent Hofacker: 117; svariophoto: 126; designua: 137; RFBSIP: 144

Neuausgabe des Titels „Bluthochdruck selbst senken in 10 Wochen. Selbsthilfeprogramm für Betroffene. Mit ausführlichen Informationen zu allen wichtigen Aspekten des Bluthochdrucks."

Die Ratgebermarke der Schlütersche Fachmedien GmbH
Hans-Böckler-Allee 7, 30173 Hannover
www.humboldt.de
www.schluetersche.de

Lektorat: Linda Strehl, wort & tat, München
Layout: Groothuis, Lohfert, Consorten, Hamburg
Covergestaltung: ZERO, München
Satz: Die Feder · Werbeagentur GmbH, Wetzlar
Druck und Bindung: FINIDR, s.r.o., Český Těšín, Tschechische Republik

FSC www.fsc.org MIX Papier | Fördert gute Waldnutzung FSC® C014138